Joachim Strienz:
Nebennierenunterfunktion

Joachim Strienz

Nebennieren-
unterfunktion

Stress stört die Hormon-Balance

Ein Ratgeber für Patienten

W. Zuckschwerdt Verlag
München

Titelbild:
Puzzle-Stress, 2010, Acryl auf Papier. Künstlerin: Martha Ehrlich, Master of Fine Arts, Tyler School of Arts, Philadelphia, PA.
Sie erhielt den Pollack-Krasner Foundation Award und den Förderpreis 2005 des VBKW Verband Bildender Künstler und Künstlerinnen Württemberg.
Seit 2004 ist sie Dozentin für Visualisierung und Illustration an der Hochschule für Technik, Wirtschaft und Gestaltung Konstanz.

Bilder im Innenteil

© Fotolia.com: Seite 1 – Andreas Odersky; Seite 2 – runzelkorn; Seite 11 – herbie; Seite 13 – akan çorbacı (nur Nieren); Seite 41 – magann (modifiziert); Seite 58 – Foodlovers; Seite 62 – Sebastian Kaulitzki; Seite 77 – Yuri Arcurs; Seite 87 – Olga Lyubkin; Seite 110 – Papirazzi

© Pixelio.com: Seite 43 – Philipp Flury

© W. Zuckschwerdt Verlag GmbH – alle anderen

Bibliografische Information der Deutschen Nationalbibliothek
Die Deutsche Nationalbibliothek verzeichnet diese Publikation in der Deutschen Nationalbibliografie; detaillierte bibliografische Daten sind im Internet über http://dnb.d-nb.de abrufbar.

Geschützte Warennamen (Warenzeichen) werden nicht immer kenntlich gemacht. Aus dem Fehlen eines solchen Hinweises kann nicht geschlossen werden, dass es sich um einen freien Warennamen handelt.
Alle Rechte, insbesondere das Recht zur Vervielfältigung und Verbreitung sowie der Übersetzung, vorbehalten. Kein Teil des Werkes darf in irgendeiner Form (durch Fotokopie, Mikrofilm oder ein anderes Verfahren) ohne schriftliche Genehmigung des Verlages reproduziert werden.

© 2010 by W. Zuckschwerdt Verlag GmbH, Industriestraße 1, D-82110 Germering/München.
Printed in Germany by Kessler Druck + Medien GmbH, Bobingen
ISBN 978-3-88603-989-0

Vorwort

Chronischer Stress macht krank. Diese Aussage ist nicht neu. Dass dabei die Nebennieren eine bedeutende Rolle spielen, schon. Stress bei der Arbeit, der tägliche Ärger, Schicksalsschläge und die ständige Erreichbarkeit durch moderne Kommunikationsmittel sind wichtige Gründe – Deutschland unter Stress. Nach einer im Mai 2009 veröffentlichten FORSA-Untersuchung leiden acht von zehn Deutschen unter Stress, 32 % stehen sogar unter Dauerstress. Die Hauptrolle spielt das Hormon Kortisol, das in den Nebennieren gebildet wird. Während akute Stressbelastungen zu einem raschen Kortisolanstieg führen, kommt es unter Dauerstress zu einem Mangel an Kortisol. Eine Unterfunktion der Nebennieren ist die Folge. Leider kennt die Medizin bisher nur den kompletten Ausfall der Nebennieren, den Morbus Addison. Ein „funktioneller" Kortisolmangel ist unbekannt, obwohl bereits in den 20er-Jahren des letzten Jahrhunderts Forschungsarbeiten über dieses Thema veröffentlicht wurden. Dieses Buch zeigt auf, wie die Nebennierenunterfunktion entsteht und wie sie behandelt werden kann. Die Prognose ist gut.

Dank

an meine Frau, Jutta Stoerl Strienz, für die wichtigen Impulse und die verständnisvolle Begleitung während des Entstehungsprozesses des Buches und an Dr. Anne Glöggler vom Zuckschwerdt-Verlag für die gute redaktionelle Betreuung.

Inhalt

Einleitung

Was bedeutet „Nebennierenunterfunktion"?

Der Begriff Nebennierenunterfunktion ist bisher in Deutschland nicht geläufig. In den letzten Jahren wurde für die in diesem Buch beschriebenen Gesundheitsstörungen im englischsprachigen Raum die Bezeichnung „adrenal fatigue" verwendet. „Adrenal fatigue" stammt aus der Fachliteratur und bedeutet „Nebennierenerschöpfung" oder „Nebennierenschwäche".

Die Nebennieren sind etwa traubengroße Organe, die sich jeweils auf dem oberen Pol der beiden Nieren befinden. Dort wird das Kortisol gebildet, ohne das der Mensch nicht lebensfähig wäre. Sind die Nebennieren nicht mehr in der Lage, genügend Kortisol zu produzieren, dann treten Krankheitserscheinungen auf. Darum geht es in diesem Buch.

Kortisol beeinflusst die wichtigsten Stoffwechselvorgänge, der Kohlenhydrat- und Fettstoffwechsel, die Energiegewinnung aus Aminosäuren, die Fettverteilung und die Blutzuckerregulation gehören dazu. Kortisol verringert auch Entzündungsprozesse und Allergien.

Umfragen in den USA haben ergeben, dass bis zu 50 % der erwachsenen Amerikaner wenigstens einmal in ihrem Leben an einer Erschöpfung der Nebennieren leiden; nur selten wird dies aber als Störung

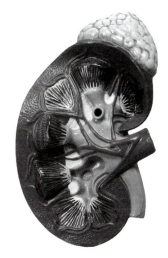

der Nebennieren erkannt, weil das Wissen über leichte bis mittel-
schwere Funktionseinschränkungen der Nebennieren nicht zum
Basiswissen der Ärzte gehört. Für Deutschland dürften ähnliche
Zahlen zutreffen.

Die Nebennieren produzieren normalerweise die winzigen Mengen
an Kortisol, die vom Körper benötigt werden. Der Bedarf kann
dabei allerdings sehr stark schwanken. Deshalb müssen die Nebennieren in der Lage sein, in kurzer Zeit ein Vielfaches der Menge,
die im Normalzustand benötigt wird, in die Blutbahn abzugeben.

Den Extremzustand, nämlich den Totalausfall der Nebennieren,
die Nebenniereninsuffizienz, hat 1855 erstmals *Thomas Addison*
beschrieben. Nach ihm wird dieser Zustand Morbus Addison genannt. Diese Erkrankung ist glücklicherweise sehr selten. Es wird
geschätzt, dass etwa 5 von 100 000 Menschen an dieser Erkrankung
leiden.

Bei einer Störung der Nebennierenfunktion steht die chronische
Erschöpfung ganz im Vordergrund. Im
letzten Jahrhundert wurde dieser Zustand auch als Neurasthenie und im an-
gloamerikanischen Sprachraum auch
als „Non-Addison's hypoadrenia"
bezeichnet.

Eine   Nebennierenunterfunktion zeigt sich normalerweise
in einer Ansammlung von
Symptomen, dies wird dann
auch als „Syndrom" bezeichnet. Die Patienten sehen auf
den ersten Blick nicht krank
aus, sie fühlen sich aber nicht
wohl. Sie trinken viel Kaffee
oder Cola, um wach und leistungsfähig zu sein. Sie haben

oft niedrige Blutzuckerspiegel. Sie leiden häufig an Allergien, Gelenkschmerzen und sind anfällig für Infekte. Frauen haben häufig prämenstruelle Beschwerden. Auch werden vermehrt psychische Beschwerden beobachtet, ebenso Ängste, Panik und Depressionen. Gleichzeitig treten Konzentrationsstörungen und eine verminderte Gedächtnisleistung auf. Auch Schlafstörungen sind häufiger als bei gesunden Menschen.

Wodurch entsteht eine Nebennierenunterfunktion?

Eine Nebennierenunterfunktion entsteht durch Stress. Wiederkehrende oder chronische Infektionen, psychische Belastungen wie der Verlust eines geliebten Menschen, Enttäuschungen am Arbeitsplatz, ein Unfall oder eine einseitige, vitaminarme Ernährung – der Körper reagiert immer gleich und erhöht umgehend die Kortisolmenge im Blutkreislauf. Verschiedene Stressfaktoren summieren sich dabei. Der Körper ist allerdings nicht in der Lage, beliebig große Mengen an Kortisol zu bilden. Irgendwann ist ein Maximum erreicht.

Eine Nebennierenunterfunktion tritt dann ein, wenn die Kompensationsmöglichkeiten des Körpers aufgebraucht sind. Das heißt, wenn die gebildete Kortisonmenge den Bedarf des Körpers an Kortisol nicht mehr abdecken kann. Manchmal sind die Ursachen zunächst nicht erkennbar. So haben Untersuchungen bei Krankenschwestern gezeigt, dass der Kortisolspiegel im Blut extrem erhöht war. Sie gaben aber an, gar nicht unter Stress zu stehen. Der Körper registriert ständig die Stressbelastung und versucht darauf, eine Anpassung der notwendigen Kortisolmenge vorzunehmen. Gelingt dies nicht mehr, dann beginnt die Nebennierenunterfunktion. Es fängt oft mit Infektionen der Atemwege an, wie eine Nasennebenhöhlenentzündung oder eine Bronchitis, eine Lungenentzündung oder Asthma bronchiale. Kommen dann noch weitere Faktoren hinzu wie ein stressiger Beruf oder eine unglückliche Partnerschaft, dann beginnen die Nebennieren, sich zunehmend zu erschöpfen.

Wer bekommt eine Nebennierenunterfunktion?

Menschen, die nicht genügend Ruhepausen einhalten, ständig „unter Strom" stehen, nie zufrieden mit dem Erreichten sind und alles perfekt machen wollen, leben in großer Gefahr, an einer Nebennierenunterfunktion zu erkranken: Menschen in jedem Lebensalter und aus allen Kulturkreisen, jeder kann erkranken. Der Politiker, der Student, der Umweltaktivist, der Bauer, der Polizist, der Industriearbeiter oder der Aufsichtsratvorsitzende einer Bank. Sowohl ein Arzt im Krankenhaus oder in der Praxis als auch eine Mutter mit mehr als einem Kind können betroffen sein. Es gibt Berufe oder Tätigkeiten, bei denen Menschen ein höheres Risiko haben zu erkranken. Ärzte sind zum Beispiel stärker betroffen als die Allgemeinbevölkerung: Überstunden und Nachtarbeit können zu Scheidung und Isolation führen. Schichtarbeiter haben ebenfalls häufiger Probleme, weil sich der Rhythmus ständig ändert und dadurch die Anpassung der Nebennieren häufig nicht nachkommt.

Man spricht vom „Sandwich-Stress", wenn Menschen „dazwischenstehen". Sie müssen es aushalten, wenn Dinge im Beruf schief laufen, ohne dass sie etwas daran ändern können. Sie bekommen meist aber auch kein Lob, wenn alles klappt. Begleitend kommt hinzu, dass diese Menschen oft übergewichtig sind und ihre Fett- und Blutzuckerspiegel erhöht sind, ebenso ihr Blutdruck.

Risikofaktoren für eine Nebennierenunterfunktion

– Schlafmangel
– spätes Zubettgehen
– Fast Food
– große Mengen an Kaffee und Cola
– Perfektionismus
– ständige Unzufriedenheit mit der eigenen Lebenssituation
– hohe Arbeitsbelastung

Faktoren, die zu einer Nebennierenunterfunktion führen können

- schlechte Arbeitsbedingungen, hohe Arbeitsbelastung, wenig Anerkennung und schlechte Bezahlung
- als Selbstständiger arbeitend
- Schichtarbeiter mit häufigem Wechsel des Schlafrhythmus
- Verlust des Arbeitsplatzes
- Studium
- Umzug
- finanzielle Probleme
- Mutter mit mehr als einem Kind
- unglückliche Ehe
- allein erziehend
- starke emotionale Traumen wie Verlust eines nahen Angehörigen
- Drogen- und Alkoholgebrauch
- Operation
- anhaltende Infekte der Atemwege
- Kopfverletzungen oder Verbrennungen

Ein typisches Beispiel, wie durch eine Verknüpfung von ungünstigen Umständen das Vollbild einer Nebennierenunterfunktion entsteht: Der Betroffene leidet unter einem Bronchialinfekt, der nicht ausheilt, und es kommt überraschend zum Tod eines nahen Angehörigen. Es gibt auch Probleme bei der Arbeit, denn ein Jüngerer wird überraschend auf eine bessere Stelle befördert. Dann kommt es zu einem Auffahrunfall mit einer leichten Verletzung. Ohne die Stressfaktoren davor hätte der Betroffene den Autounfall gut überstanden. Zum Zeitpunkt des Autounfalls aber waren die Nebennieren bereits so erschöpft, dass es dann zu einer Nebennierenunterfunktion kam.

Fast Food und Stress

Eine zusätzliche Verschlechterung tritt ein, wenn sich die Betroffenen qualitativ schlecht ernähren. In den USA wurde bekannt, dass ca. 60 % der US-Amerikaner nicht täglich Gemüse essen. Leider fehlen im Fast Food wichtige Mineralien und Vitamine, die zur Bildung von Hormonen benötigt werden. Eine rasche Erholung der Nebennieren wird somit verhindert.

Infekte der Atemwege als Auslöser einer Nebennierenunterfunktion

Länger anhaltende oder chronische Infekte der Atemwege wie eine Nasennebenhöhlenentzündung, Bronchitis, Lungenentzündung oder Asthma bronchiale scheinen eine besondere Bedeutung als Auslöser einer Nebennierenunterfunktion zu besitzen. Die Nebennieren werden durch diese Erkrankungen besonders belastet.

Angeborene geringe Belastbarkeit der Nebennieren

Mütter mit Nebennierenunterfunktion haben oft Kinder mit ähnlichen Symptomen. Möglicherweise liegen bestimmte Erbfaktoren vor. Zu bedenken ist, dass diese Mütter allerdings auch die Umweltbedingungen ihrer Kinder prägen.

Typische Symptome einer Nebennierenunterfunktion

- Sie kommen morgens nicht aus dem Bett.
- Sie sind nach dem Aufstehen immer noch nicht ausgeschlafen.
- Sie bevorzugen salziges Essen oder salzen bei Tisch nach.
- Sie sind den ganzen Tag ohne Energie.
- Sie müssen sich sehr anstrengen, um Ihre Arbeit zu bewältigen.
- Sie haben wenig Lust auf Sex.
- Sie können sehr schlecht mit Stress umgehen und machen sich oft Sorgen.
- Sie erholen sich ziemlich schlecht nach Erkrankungen.
- Ihnen wird schnell schwindelig, wenn Sie aufstehen.
- Ihre Stimmung ist meist etwas bedrückt.
- Sie leben zurückgezogen.
- Als Frau geht es Ihnen besonders schlecht vor Ihrer Periode.
- Sie müssen immer kleine Mahlzeiten zwischendurch zu sich nehmen und trinken viel Kaffee und Cola.

– Sie können oft nur schlecht Entscheidungen treffen.
– Sie sind oft vergesslich.
– Sie vertragen Kritik nur schlecht.
– Es geht Ihnen abends besser als morgens.
– Sie brauchen länger als andere, bis Sie Ihre Aufgaben erfüllt haben.

Bedenken Sie, dass nicht alle Symptome gleichzeitig vorhanden sein müssen.

Der weitere Verlauf bei einer Störung der Nebennierenfunktion

Eine Nebennierenunterfunktion kann abrupt auftreten oder einen schleichenden Verlauf nehmen. Das ist von den Umständen abhängig. Ein Autounfall, eine Verletzung, eine Infektion oder ein emotionaler Schock können der Auslöser sein. Manchmal bestehen bereits zuvor leichte Hinweise. Viel häufiger allerdings entwickelt sich eine Nebennierenunterfunktion schrittweise. Die Krankheitssymptome nehmen langsam zu. Bei jeder chronischen Erkrankung mit morgendlicher Schwäche sind die Nebennieren bereits erheblich belastet.

Nebennierenunterfunktion und die moderne Medizin

Das Krankheitsbild einer Nebennierenunterfunktion ist bereits seit über 100 Jahren bekannt, allerdings unter Bezeichnungen wie Neurasthenie oder chronische Hypoadrenalie. Leider ist diese Gesundheitsstörung wieder in Vergessenheit geraten und viele Ärzte denken nicht daran. Lediglich die sehr seltene Addison'sche Krankheit, der Totalausfall der Nebennieren, ist allgemein bekannt. Das ist der Grund, warum nur selten die Diagnose Nebennierenunterfunktion gestellt und auch behandelt wird. Die bisher verwendeten Labortests reichen zur Diagnosestellung nicht aus und ICD-Codes fehlen, wodurch eine breite Anerkennung bei Behörden, Versicherungen und der Pharmaindustrie erschwert wird.

Patienten berichten

J. H., weiblich

Ich bin jetzt 33 Jahre alt und fühle mich seit 16 Jahren krank. Ich leide an chronischen Schmerzen, die vor einigen Jahren als Fibromyalgie bezeichnet wurden. Trotz einer hohen Motivation und vielen Therapien wie einer Ernährungsumstellung und auch einer Psychotherapie kamen die Schmerzen, die Konzentrationsstörungen, die chronische Erschöpfung und die Depressionen immer wieder.

Seit Jahren fühle ich mich nicht mehr ernst genommen. Mein Gesundheitszustand hat sich in den letzten Monaten rapide verschlechtert, sodass ich meine Ausbildung zur Altenpflegerin abbrechen musste.

Meine körperliche Belastbarkeit ist ziemlich eingeschränkt. Gleichzeitig bin ich nervös. Ich habe immer wieder ein Kribbeln und Ameisenlaufen in Armen, Beinen und Gesicht. Eine Rheumaerkrankung wurde ausgeschlossen. Meine Haut ist trocken, auch meine Augen. Ich habe viele Ärzte konsultiert, aber nie konnte eine „richtige" Erkrankung diagnostiziert werden. Dadurch waren die Besuche für die Ärzte und für mich höchst unbefriedigend. Wir fanden keine gemeinsame Basis. Die Diagnosen variierten zwischen einer psychosomatischen Erkrankung, Depression und Hypochondrie.

Etwas ist mit meinem Körper nicht in Ordnung und dafür muss es doch eine Erklärung geben.

Mein Körpergewicht hat sich in den letzten Jahren nicht wesentlich geändert. Besonders aufgefallen sind mir die Augenringe und die helle Gesichtshaut. Meine Haare sind dünn und gehen leicht aus. Meine Hände sind oft kalt und feucht. Mein Blutdruck ist niedrig, und wenn ich schnell aufstehe, wird mir manchmal schwindelig. Ich esse gerne Süßes, aber ich weiß, dass das nicht gut ist.

P. R., männlich

Mit 45 Jahren müsste ich eigentlich fit sein, aber ich bin es nicht. Manchmal bekomme ich ein richtiges „Black-out". Ich werde dann plötzlich so müde und mein Gehirn ist richtig vernebelt. Ich esse dann schnell etwas, dann geht es mir wieder besser.

Angefangen hat alles mit starkem Herzklopfen. Ich musste als Notfall in die Klinik. Seither nehme ich Betablocker. Ich mag sie nicht, aber sie helfen mir. Ich habe viel Stress in der Arbeit, denn ich bin Programmierer. Aber ich schaffe das schon. Ich lebe jetzt viel disziplinierter als früher. Gehe nicht zu spät zu Bett und trinke ganz selten Alkohol. Stress vertrage ich ganz schlecht. Da komme ich schnell ins Zittern. Täglich nehme ich jetzt Vitamin B5 und Vitamin C ein. Ich glaube, es geht aufwärts.

H. S., weiblich

Ich bin 40 Jahre alt. Nach meiner Brustoperation habe ich mich eigentlich nie wieder richtig erholt. Zunächst habe ich 10 kg zugenommen; die sind zwar schon wieder runter, aber ich habe keinen Schwung mehr und muss mich ständig aufraffen, etwas zu tun. Mein Kopf ist ständig vernebelt. Ich mache viele Fehler bei der Arbeit, dadurch erhöht sich mein Stress weiter. Durch meine Unkonzentriertheit hatte ich auch Unfälle. Stress vertrage ich immer schlechter. Meine Lebensfreude hat stark gelitten. Der Speicheltest ist ganz schlecht ausgefallen. Fast den ganzen Tag liege ich mit meinem Kortisolspiegel unterhalb des Normbereichs, erst abends wird es besser. Das merke ich auch selbst und ich neige dann dazu, mich zu überfordern. Mit Hydrokortison geht es mir besser, in der Zwischenzeit beginne ich schon, die Dosis zu reduzieren.

K. S., männlich

Ich bin 38 Jahre alt und arbeite als Informatiker. Im Moment kann ich mir gar nichts merken, alles muss ich mir aufschreiben. Ich bin ständig krank, habe Halsentzündungen und Zahnschmerzen. Manchmal zittern mir die Hände. Morgens komme ich nicht aus dem Bett. Wenn ich aufstehe, ist mir schwindelig. Ich friere ständig. Ich weiß, ich trinke zu viel Cola, aber ohne ist alles noch schlimmer.

T. K., weiblich

Mein Arzt sagt mir, dass alles von den Nebennieren komme. Die sind sehr schwach und funktionieren nicht mehr richtig. Ich habe auch keine Kraft, obwohl ich erst Anfang 30 bin. Meiner Großmutter geht es besser als mir. Die ist fitter. Seit meiner Trennung habe ich mich voll in die Arbeit gestürzt, aber jetzt geht nichts mehr. Die Therapie hat noch nicht richtig angeschlagen. Irgendwie muss es mir doch bald besser gehen. Der Urlaub hat mich eigentlich auch nur gestresst, erholt habe ich mich dort nicht. Mein neuer Partner versteht das alles auch nicht. Zu nichts habe ich Lust. Vielleicht liegt alles doch an meiner Schilddrüse. Meine Periode spinnt auch. Manchmal habe ich richtig Angst, wie alles weitergehen soll.

A. P., weiblich

Ich bin so erschöpft, alles regt mich auf. Ständig schimpfe ich mit den Kindern. Ich glaube, die gehen mir manchmal schon aus dem Weg, damit ich nicht wieder ausraste. Entspannungsübungen kann ich nicht machen, das geht bei mir nicht. Ich zittere dabei. Obwohl ich viel trinke, ist mein Blutdruck sehr niedrig. Zeitweise habe ich Mittel gegen Depressionen eingenommen, aber das hat mir auch nicht geholfen. Ich sehe auch schrecklich aus mit meinen Augenringen. Wer hilft mir?

Die Erforschung der Nebennieren

Ab 1920 erlebte die Endokrinologie, das ist die Wissenschaft von der Funktion der Drüsen mit innerer Sekretion, den Hormonen sowie deren Krankheiten, einen starken Aufschwung. Die Zunahme von Erkenntnissen über den Ablauf von hormonellen Reaktionen im menschlichen Körper ist mit Forschern wie *Arroyo, Harrower, Cushing* und *Boenheim* verbunden.

Leider sind einige dieser Forschungsergebnisse wieder in Vergessenheit geraten. Das Arroyo-Zeichen als Hinweis für eine Trägheit der Pupillenreaktion gehört dazu, von ihm als „Asthenocoria bei Hypoadrenia" bezeichnet.

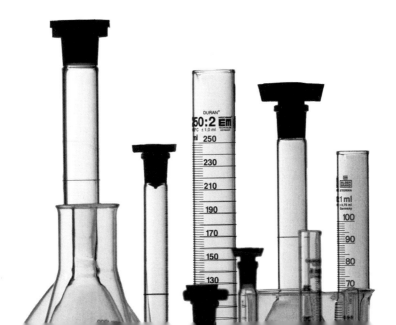

Henry Harrower (1883–1934), der zunächst eine Ausbildung als Physiotherapeut in Skandinavien absolvierte, wurde einer der führenden Endokrinologen der zwanziger Jahre. Das von ihm verfasste Buch „Endocrine diagnostic charts" war das Standardwerk der damaligen Zeit.

In Deutschland war *Felix Boenheim* (1890–1960) von Bedeutung. Am 11. Juni 1925 erschien von *Felix Boenheim* in der Klinischen Wochenschrift ein Artikel „Über chronische benigne Hypofunktion der Nebennieren". Er schreibt: „Die Klinik der Krankheiten der Nebennieren lehrt einen ausgesprochen progredienten (fortschreitenden) Verlauf dieser Krankheiten. Das Vorkommen eines chronischen, nicht progredienten Typs wird in der Praxis zu wenig beachtet, obgleich er nicht selten ist. Das liegt daran, dass diese Kranken nicht die „Leckerbissen" der klinisch tätigen Ärzte bilden. Durch die Kenntnis der benignen (gutartigen) Formen erhalten die Nebennieren die ihnen zukommende Bedeutung, zumal sie der Therapie zugängig sind". In dieser Arbeit wird eine Unterfunktion der Nebennieren, die zwar zu starken Einschränkungen der Lebensqualität, aber nicht zum Tod des Patienten führt, dem Morbus Addison mit seinem fortschreitenden schweren Verlauf gegenübergestellt. Er bezeichnet diese gutartige Erkrankung als „chronische Hypoadrenalie".

Aufbau und Funktion der Nebennieren

Aufbau

Jeder Mensch hat zwei Nebennieren. Die Nebennieren liegen jeweils am oberen Pol der Nieren nahe der Wirbelsäule. Diese Position kommt durch die leichte Neigung der Nieren zustande. Sie liegen etwa auf der Höhe der 12. Rippe. Die rechte sieht wie eine Pyramide aus, die linke wie ein Halbmond. Eine Nebenniere ist etwa 3 Zentimeter breit und 2 Zentimeter hoch und wiegt etwa 5 Gramm. Die Nebennieren des Mannes sind etwas größer als die der Frau. Jede der beiden Nebennieren ist von einer Kapsel umgeben, außen liegt die Nebennierenrinde, innen das Nebennierenmark.

Die Nebennieren sind eigenständige Organe und haben mit der Nierenfunktion nur indirekt zu tun. Sie arbeiten unabhängig. Die Nebennieren sind Hormondrüsen.

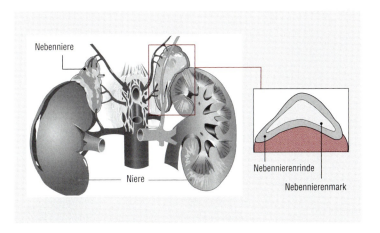

Nebenniere

Niere

Nebennierenrinde

Nebennierenmark

Hormone

Hormone sind lebensnotwendige chemische Botenstoffe mit einer sehr großen Bandbreite an Wirkungen. Sie werden in verschiedenen Drüsen gebildet und in den Blutkreislauf abgegeben. Einige der wichtigsten Hormone regeln die Bewältigung von Stressereignissen, die Aufrechterhaltung des Energiehaushalts, des Flüssigkeitshaushalts und des Blutsalzgehalts. Der Begriff „Hormon" kommt aus dem Griechischen und bedeutet „in Bewegung setzen". Und genauso wirken die Hormone auch in unserem Körper. Sie aktivieren Organe, einzelne Zellen, Körperflüssigkeiten und auch andere Drüsen.

Die Funktion der Hormone wird größtenteils vom Gehirn überwacht und koordiniert. Für einen Teil der Hormone übernimmt diese Aufgabe die Hypophyse. Sie befindet sich etwa mittig im Kopf. Weil sie wie ein Tropfen unterhalb der eigentlichen Gehirnstrukturen hängt, wird sie auch „Hirnanhangdrüse" genannt.

Wenn im Blutkreislauf ein bestimmtes Hormon in seiner Konzentration abgefallen ist, dann produziert die Hypophyse ein speziell dieses Hormon anregendes Hormon und gibt es in den Blutkreislauf ab. Dieses Hypophysenhormon bewirkt an seinem Zielort eine

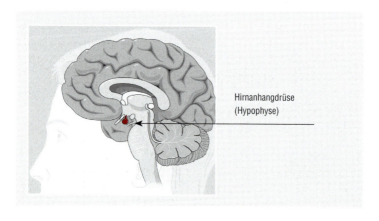

Hirnanhangdrüse
(Hypophyse)

Funktionsanregung, damit dieses Hormon verstärkt gebildet wird. Registriert die Hypophyse dagegen, dass ausreichend oder gar zuviel eines Hormons im Blutkreislauf vorhanden ist, stellt sie ihre dafür vorgesehene anregende Hormonproduktion ein.

Funktion der Nebennieren

Im Nebennierenmark, dem inneren Bereich, werden die Katecholamine Adrenalin, Noradrenalin und Dopamin gebildet. Sie werden in Stresssituationen ausgeschüttet, um Leistungsreserven des Körpers freizusetzen; so kann der Körper dann außergewöhnliche Anforderungen bewältigen.

Die Nebennierenrinde umschließt das Nebennierenmark. Die Nebennierenrinde besteht aus drei Gewebeschichten. In jeder Schicht wird eine andere Gruppe von Hormonen gebildet. Die äußerste Schicht, „Zona glomerulosa" genannt, produziert das Mineralokortikoid Aldosteron. Die mittlere Schicht, „Zona fasciculata", ist die breiteste von allen dreien und bildet Kortisol und die innere Schicht, die „Zona reticularis", bildet überwiegend die Sexualhormone. Die Sexualhormone der Nebennierenrinde sind überwiegend Androgene, also männliche Hormone wie DHEA, Testosteron und Androstendion. Dies sind die männlichen Hormone von Jungen und Mädchen vor der Pubertät und der Frau.

Man spricht von Kortisol, wenn es sich um die körpereigene, natürliche Substanz handelt. Mit dem geläufigeren Begriff „Kortison" wird das Medikament bezeichnet, das dem körpereigenen Kortisol nachempfunden, aber für den Körper fremdartig ist. Diese Medikamente haben andere Eigenschaften als Kortisol und eine stärkere Wirkung auf den Körper. Wird das natürliche Kortisol pharmazeutisch hergestellt, dann wird es als Hydrokortison bezeichnet.

Zur Steuerung des Kortisols produziert die Hypophyse das ACTH, das ist die Abkürzung für adrenokortikotropes Hormon. Wird ACTH von der Hypophyse ausgeschüttet und über den Blutkreislauf den Nebennieren zugeführt, heißt das für die Nebennierenrinde, mehr

Kortisol zu produzieren und an den Blutkreislauf abzugeben. ACTH hat aber auch noch andere Wirkungen. So führt die verstärkte ACTH-Produktion zu einer Dunkelfärbung der Haut (Hyperpigmentierung).

Die Kontrolle der Hypophyse erfolgt durch den Hypothalamus, das Steuerungsorgan. Er wirkt wie ein „Thermostat". Er schaltet sich ein, wenn ein Mangel an Hormonen auftritt, und er schaltet sich ab, wenn zu viele Hormone im Blutkreislauf vorhanden sind.

CRH, d.h. Kortikotropin-releasing-Hormon, bewirkt eine verstärkte Freisetzung von ACTH, besonders bei Stressreaktionen. Das am Ende des Prozesses freigesetzte Kortisol sorgt über das Prinzip der negativen Rückkopplung zu einem Absinken von CRH und ACTH.

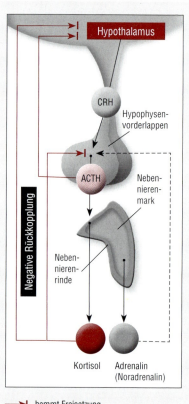

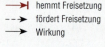

→⊣ hemmt Freisetzung
- - ➤ fördert Freisetzung
——➤ Wirkung

Die Balance der „Gehirne"

Rationales und emotionales Gehirn

Das rationale Gehirn befindet sich an der Oberfläche und umhüllt das emotionale Gehirn. Die gefaltete Struktur gibt dem rationalen Gehirn sein charakteristisches Aussehen. Das rationale Gehirn ist der Außenwelt zugewandt, während das emotionale Gehirn nach innen in den menschlichen Körper gerichtet ist. Das rationale Gehirn arbeitet bewusst. Es regelt Wahrnehmung, Sprache und Denken.

Darunter, in den tieferen Schichten, befindet sich das emotionale Gehirn, ein zweiter Gehirnkomplex. Er wird auch als limbisches System bezeichnet. Die wichtigsten Strukturen sind der Hippocampus, der Gyrus cinguli und der Mandelkern (Amygdala). Dieses Gehirn ist bei allen Säugetieren gleich und besteht aus einem Nervengewebe, das sich vom rationalen Gehirn unterscheidet. Das limbische System ist auch für unsere Gefühle zuständig.

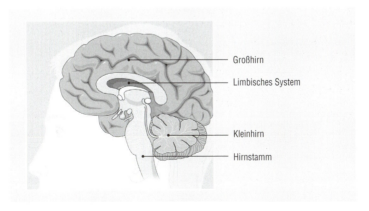

- Großhirn
- Limbisches System
- Kleinhirn
- Hirnstamm

Ganz zuunterst befindet sich der Mandelkern (Amygdala), von dem alle Angstreaktionen ausgehen. Dieses emotionale Gehirn funktioniert oft unabhängig vom Großhirn. Gefühle entstehen ohne Einfluss des Verstandes. Dagegen kontrolliert das emotionale Gehirn alles, was das psychische Wohlbefinden regelt und einen Großteil der physiologischen Abläufe wie die Herzfunktion, den Blutdruck, die Hormone, das Verdauungssystem und sogar das Immunsystem.

Das emotionale Gehirn ist ein „Computersystem", das laufend Informationen aus allen Körperbereichen erhält. Das Ziel ist es, das natürliche Gleichgewicht aller Körperreaktionen zu erhalten. Das emotionale Gehirn kennt den Körper viel besser als das rationale Gehirn, d. h. das emotionale Gehirn wird leichter über den Körper als über die Sprache erreicht, z. B. über Akupunktur, Gymnastik, Tanz oder rhythmische Bewegungen.

Idealerweise arbeiten beide Gehirne zusammen. Nur so ist ein Wohlbefinden erreichbar. Eine Rivalität zwischen beiden Gehirnen macht uns unglücklich. Das emotionale und das kognitive Gehirn, das Großhirn, müssen sich ergänzen.

Das emotionale Gehirn ist immer wachsam. Seine Aufgabe ist es, aus dem Hintergrund die Umgebung zu überwachen. Sobald es eine Gefahr oder aber etwas Nützliches entdeckt, löst es Alarm aus. Sofort werden alle Vorgänge im kognitiven Gehirn unterbrochen. Dieser Vorgang ermöglicht es dem Gehirn als Ganzes sich sofort auf das Wesentliche zu konzentrieren. Das emotionale Gehirn erkennt die Gefahr und bündelt unsere Aufmerksamkeit, bis diese vorüber ist.

Das emotionale Gehirn verfügt über die Fähigkeit, Teilbereiche des kognitiven Gehirns abzuschalten, wenn der Stress außergewöhnlich stark ansteigt. Reflexartige Verhaltensweisen stehen dann im Vordergrund. Auf diese Weise ist ein schnelleres Reagieren möglich. Allerdings muss nach einiger Zeit das kognitive Gehirn wieder die Oberhand gewinnen. Bei Angst- und Panikattacken herrscht das emotionale über das kognitive Gehirn und übernimmt die Kontrolle über sämtliche Körperfunktionen. Der Puls rast, der Magen verkrampft sich, die Hände zittern und der Schweiß fließt ungebremst. Das ausgeschüttete Adrenalin blockiert das kognitive Gehirn und schaltet es ab. Es ist nun offline. Andererseits ist eine starke Kontrolle von Gefühlen durch das kognitive Gehirn auch nicht wünschenswert. Diesen Menschen fehlt dann die Entscheidungsfähigkeit. Gleichzeitig entstehen dadurch die klassischen Stresskrankheiten wie hoher Blutdruck, verstärkte Müdigkeit oder Magen-/Darmbeschwerden.

Wenn das emotionale Gehirn aus den Fugen gerät, leidet das Herz besonders darunter. Stress als Risikofaktor ist möglicherweise für das Herz noch gefährlicher als das Rauchen. Neue Forschungsergebnisse sprechen von einer „Herz-Hirn-Achse". Über das vegetative oder autonome Nervensystem stehen das emotionale Gehirn und das Herz in ständiger Verbindung.

Das autonome Nervensystem

Das autonome Nervensystem besteht aus zwei Teilen: dem Sympathikus und dem Parasympathikus. Der Sympathikus setzt Adrenalin und Noradrenalin frei und steuert dadurch Kampf- und Fluchtreaktionen. Seine Aktivität beschleunigt den Pulsschlag.

Der andere Teil, der Parasympathikus, setzt einen anderen Wirkstoff frei, nämlich Acetylcholin, der bei Entspannungszuständen wirksam wird. Er verlangsamt also den Herzschlag wieder.

Beim Menschen sind beide Systeme, also „Bremse" und „Gaspedal", normalerweise im Gleichgewicht. Das ermöglicht, dass wir uns außerordentlich schnell an Umweltbedingungen anpassen können. Auch das Herz sendet über das autonome Nervensystem Nachrichten an das emotionale Gehirn. Dieser „Datenaustausch" zwischen dem Herzen und dem emotionalen Gehirn wird durch Veränderungen der Herzschlagfrequenz sichtbar. Da die beiden Teile des autonomen Nervensystems immer im Gleichgewicht bleiben möchten, beschleunigen oder verlangsamen sie den Herzschlag ständig.

Deshalb ist das Intervall zwischen zwei aufeinanderfolgenden Herz-schlägen nie gleich. Diese Veränderlichkeit ist normal und zeigt ein harmonisches Funktionieren des autonomen Nervensystems an. Diese Variabilität der Herzfrequenz lässt sich auf einem Computer anzeigen. Sie verringert sich im Lauf des Lebens und ist bei der Geburt am stärksten ausgeprägt.

Bei Stresszuständen, Angstzuständen und Depressionen wird der Rhythmus des Pulses unregelmäßig. Es kommt abwechselnd zu einer Beschleunigung und nachfolgend zu einer Verlangsamung des Pulsschlages um einen Mittelwert. Bei Wohlbefinden sind die Schwankungen sehr gering. Dieser Vorgang wird als Kohärenz be-zeichnet. Der Zustand der Kohärenz beeinflusst auch die anderen physiologischen Systeme wie Blutdruck und Atmung, aber auch die Funktion der Nebennieren. Kohärenz bedeutet für den Körper, dass er Energie einsparen kann.

Die Nebennieren, Zielorgane des emotionalen Gehirns

Beide Nebennieren liegen ganz nahe der Bauchschlagader und der unteren Hohlvene. Das bedeutet sehr kurze Reaktionszeiten. Das ACTH der Hypophyse erreicht sehr schnell die Nebennieren und steigert rasch die Kortisolproduktion. Die Nebennieren sind strate-gisch in unmittelbarer Nachbarschaft zu Leber, Bauchspeicheldrüse, Fettspeichern und Nieren platziert. Sie alle kommunizieren über die Nebennieren und der Informationsaustausch erfolgt blitzschnell.

Das Hormon Kortisol gehört biochemisch zu den Steroidhormonen und hat 21 C-Atome. Die Steroidhormone bildet der Körper aus Cholesterin. Gemeinsames Merkmal der Steroide ist das typische Kohlenstoffgerüst. Durch Verkürzung der Seitenkette oder durch die Einführung von funktionellen Gruppen entstehen weitere che-mische Verbindungen. Beim Menschen sind sechs Steroidhormone bekannt. Neben dem Kortisol sind es Progesteron, Östradiol, Tes-tosteron, Aldosteron und Vitamin D.

Das Cholesterin wird aus der Blutbahn entnommen und in die Zona fasciculata der Nebennierenrinde transportiert. In den Mitochondrien dieser Zone findet die Umwandlung zu Pregnenolon statt. Diese Substanz verlässt das Mitochondrium wieder und wird zu Progesteron umgewandelt. Nach weiteren Reaktionsschritten entsteht schließlich Kortisol.

Das Durchschleusen des Cholesterins durch die Mitochondrienmembran mithilfe eines speziellen Transportsystems stellt den wichtigsten geschwindigkeitsbestimmenden Schritt der Hormonbiosynthese dar. Das oben beschriebene ACTH greift hier ein und steigert die Hormonproduktion. Die Blutkonzentration von ACTH ist im Tagesverlauf unterschiedlich hoch. Man bezeichnet diese Schwankungen als circadianen Rhythmus. Dadurch kommt es zu Schwankungen der Kortisolkonzentration im Blut mit einer Tagesrhythmik. Die niedrigsten Kortisolspiegel findet man um Mitternacht, das Maximum am Morgen. Eine Mahlzeit oder Bewegung führt regelmäßig zu einem Anstieg des Kortisolspiegels.

Stressreaktionen können allerdings diese Tagesrhythmik stark beeinflussen. Die Nebennierenrinde enthält wenig Hormone, aber die Syntheseleistung ist enorm. Die Tagesproduktion beträgt 20–30 mg, bei Bedarf kann aber die Menge um ein Vielfaches gesteigert werden. Im Blut wird Kortisol an ein besonderes Eiweiß gebunden, das kortisolbindende Protein. Der Abbau von Kortisol erfolgt in der Leber und die Abbauprodukte werden schließlich über die Nieren ausgeschieden.

Kortisol hält den Blutzuckerspiegel (Glukose) im Normbereich. Ist der Blutzucker verbraucht, macht Kortisol aus Fett und Eiweiß wieder Glukose. Dieser Vorgang heißt Glukoneogenese. Gleichzeitig verhindert Kortisol den Abbau von Glukose, um den Spiegel konstant zu halten. Die Glukose ist lebensnotwendig für den Energiestoffwechsel. Das Insulin der Bauchspeicheldrüse arbeitet Hand in Hand mit dem Kortisol der Nebennieren: „frische Glukose" wird rasch mithilfe des Insulins in die Zellen transportiert und liefert „neue Energie". Energiereserven werden im Glykogen angelegt.

Kortisol ist ein Entzündungshemmer, selbst bei normalen Blutspiegeln. Schwellungen und Entzündungen bilden sich unter Kortisol rasch zurück. Kortisol verhindert die Entstehung von Autoimmunkrankheiten.

Kortisol hat einen starken Einfluss auf die weißen Blutkörperchen (Leukozyten), vor allem auf eine Untergruppe, nämlich die Lymphozyten. Diese stellen die Hauptbarriere für fremde Organismen dar. Sie arbeiten dabei auch mit Abwehrstoffen, die das körpereigene Gewebe schädigen. Kortisol hilft wie eine Art Feuerwehr, sodass sich das geschädigte Gewebe wieder erholen kann. Überschießende Reaktionen der weißen Blutzellen werden abgemildert. Je höher der Kortisolspiegel ist, desto weniger Lymphozyten sind im Blut vorhanden. Das geht so weit, dass in Stressreaktionen fast alle verschwinden.

Kortisol beeinflusst das Herz-Kreislauf-System und reguliert den Blutdruck. Menschen mit niedrigen Kortisolspiegeln haben niedrige Blutdruckwerte. Über den Natrium- und Kalium-Spiegel wird der Herzschlag reguliert.

Kortisol und Stress gehören zusammen. Je größer der Stress, gleich welcher Art, desto höher der Kortisolspiegel. Das geht gut, solange die Nebennieren Kortisol produzieren können. Reicht die Menge zur Stressbewältigung nicht mehr aus, dann kippt das System mit allen Folgen. Dies wird das Thema des nächsten Kapitels sein.

Wie entsteht die Nebennierenunterfunktion?

Stress als Auslöser

Am Anfang der Reaktionskette, die letztendlich zu einer Nebennierenunterfunktion führt, steht der Stress. Dieses Wort wird ja in der Zwischenzeit überstrapaziert. „Ich bin im Stress" ist überall zu hören. Es wird gebraucht bei zu viel Arbeit, bei zu wenig Freizeit, bei finanziellen Schwierigkeiten, bei Ärger mit dem Partner oder in der Familie. Alle negativen Aspekte unseres Lebens werden in diesem Wort gebündelt. Heute ist „Stress" ein Modewort. Stress tritt dann auf, wenn die Anforderungen aus der Umwelt die Reaktionsmöglichkeiten eines Menschen überfordern. Für über 30 % der Bevölkerung in Deutschland ist Stress ein stark belastendes Problem.

Hans Selye gilt als Vater der modernen Stressforschung. Die ersten Untersuchungsergebnisse veröffentlichte er schon 1936. Auf ihn geht die Trennung des gesundheitsschädlichen „Disstress" vom anregenden „Eustress" zurück. Zu unterscheiden ist der akute Stress, der nur vorübergehend einwirkt vom Dauerstress, bei dem das in

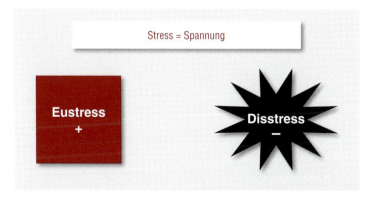

Unordnung geratene biologische Gleichgewicht nicht wieder hergestellt werden kann. Der Zusammenbruch führt zum Burnout-Syndrom.

Akuter Stress

Selye hat gezeigt, dass der akute Stress zu ganz bestimmten körperlichen Reaktionen wie Blutdruck- und Pulsanstieg führt. Der Körper muss sich an die neue Situation anpassen. Er hat auch erkannt, dass der Mensch durch Stress erkranken kann. Bei akutem Stress schlägt der Körper Alarm. Es kommt zu einer sinnvollen Reaktion des Körpers. Wenn die Gefahr vorüber ist, dann ebbt sie ohne negative Folgen für den Organismus wieder ab. Diese Reaktion ist normal, sie gehört zu unserem Leben und hilft uns zu überleben. Die Evolutionsforschung hat dies gezeigt.

Chronischer Stress

Was geschieht aber, wenn der Stress längere Zeit andauert oder gar nicht mehr aufhört? Das ist die Situation beim Dauerstress. Darauf ist der Körper nicht eingestellt. Jetzt kommt es zu Fehlfunktionen und ernsthaften körperlichen Erkrankungen. Im Gegensatz zu unseren Vorfahren aus der Steinzeit, die ihre Energien durch Kampf oder Flucht wieder abbauen konnten, ist dies bei uns modernen Menschen meist nicht möglich. Wir müssen viel zu häufig im Dauerstress verharren, weil wir uns gegen die chronischen Belastungen nicht wehren können. Dabei hätten wir schon Möglichkeiten, unsere angestaute Energie zu entladen. Es fehlt uns aber meistens die Zeit und die Gelegenheit. Mit der Zeit tritt eine Erschöpfung ein. Dies ist das häufigste Merkmal von Dauerstress.

Beim Burnout-Syndrom ist schließlich die Belastung so weit fortgeschritten, dass der Körper die natürliche Fähigkeit zur Erholung, auch wenn die Zeit dafür vorhanden wäre, verloren hat.

Wir wollen uns nun ansehen, was genau im Körper bei Stressreaktionen passiert.

Unsere Reaktion auf Stress hat sich seit Jahrtausenden nicht geändert. Ob jetzt ein Auto mit hoher Geschwindigkeit auf uns zurast oder eine Herde Elefanten, wir reagieren gleich. Ob der Chef einen anbrüllt oder plötzlich ein Löwe mit aufgerissenem Maul vor einem steht, unsere Körperreaktionen unterscheiden sich nicht. Die Evolution gibt uns zwei Möglichkeiten: „fight or flight", kämpfe oder fliehe. Wichtig ist, dass wir diese Zusammenhänge verstehen, damit wir die Folgen besser im Griff haben.

Ablauf der Stressreaktion

Am Anfang einer Stressreaktion steht das Noradrenalin. Es ist einerseits ein Botenstoff des Zentralnervensystems und andererseits ein Hormon des Nebennierenmarks. Noradrenalin wird im autonomen Nervensystem vom Sympathikus ausgeschüttet. Gleichzeitig kommen aber auch andere Botenstoffe wie Serotonin und Dopamin in die Blutbahn. Die Synthese von Noradrenalin erfolgt aus der Aminosäure Phenylalanin über Tyrosin zu Dopamin und Noradrenalin Bis schließlich Adrenalin entsteht. Serotonin entsteht aus der Aminosäure Tryptophan.

Diese Botenstoffe gelangen ins Gehirn und aktivieren nun über CRH und ACTH die sogenannte hormonelle Stressachse. Dadurch wird verstärkt Kortisol aus der Nebennierenrinde ausgeschüttet. Kortisol ist das zentrale Hormon der Stressantwort. Es steuert jetzt vorrangig die Anpassung des Stoffwechsels und die Umstellung der Immunabwehr. Weitere Neurotransmitter wie Gammaaminobuttersäure (GABA) und Glutamat, beide aus der Aminosäure Glutamin gebildet, sind ebenfalls für eine gesunde Funktion des Gehirns erforderlich.

Diese Botenstoffe verstärken verschiedene Körperfunktionen. So wird die Atmung schneller und tiefer, um Herz, Gehirn und Muskulatur ausreichend mit Sauerstoff zu versorgen. Auch mehr Energie wird benötigt. Kortisol sorgt dafür, dass aus dem gespeicherten Glykogen in der Muskulatur und in der Leber Zucker bereitgestellt wird.

Der Herzschlag wird schneller, die Blutgefäße werden erweitert und der Blutdruck steigt an. Das erhöhte Kortisol führt zu vermehrtem Schwitzen. Die Muskelspannung nimmt zu. Die Durchblutung der Haut und des Bauchraumes nimmt ab, ebenso werden die Verdauungsvorgänge vermindert, weil in der Stresssituation Magen und Darm nicht gebraucht werden. Harnblase und Enddarm vermindern ihre Muskelspannung. Der Körper geht also recht „ökonomisch" vor. Was nicht benötigt wird, wird abgeschaltet, was fürs Überleben erforderlich ist, wird aktiviert.

Nach der Stressreaktion braucht der Körper Erholung. Der Mensch hat das Bedürfnis, sich auszuruhen. Diese Phase dauert 24 bis 48 Stunden. In dieser Zeit wird weniger Kortisol abgegeben, sodass der Körper in dieser Phase erneuten Stress weniger gut aushalten kann. Wenn jedoch weiterhin eine hohe Stressbelastung besteht, versucht der Körper, sich trotzdem an diese Situation anzupassen. Es kommt dann aber zu einer verminderten Reaktion auf Stress. Dies wird als „Widerstandsphase" beschrieben. Bei weiterer Stressbelastung kommt es zur Erschöpfung. Manche kommen nie dahin, andere mehrfach in ihrem Leben.

In der Erschöpfungsphase kann es zum Kollaps des gesamten Körpers oder einzelner Organsysteme kommen. Während in der Widerstandsphase Aldosteron und Kortisol erhöht sind, fallen beide in der Erschöpfungsphase ab. Die Erschöpfungsphase kann blitzschnell kommen. Jetzt fällt auch der Blutzucker ab. Der Patient muss essen, damit der Körper seine Kohlenhydrate wieder bekommt. Dadurch steigt aber auch der Insulinspiegel an. Die Folge ist ein erneutes Absinken des Blutzuckerspiegels. Es fehlt Energie und alle Zellen schalten dann auf Sparflamme. Das Ungleichgewicht in der Verteilung von Natrium und Kalium verstärkt die Krise.

Beim Dauerstress ist das Aktivitätsniveau der hormonellen Stressachse Hypothalamus-Hypophyse-Nebennierenrinde zunächst erhöht, später sinkt er wieder ab. Dabei wird mehr von dem Botenstoff ACTH produziert, das dann die Nebenniere anregt, mehr

Kortisol herzustellen. Kortisol, das ja hauptsächlich nachts produziert wird, ist deshalb am Morgen hoch. Der Tagesrhythmus mit Abfall der Konzentration bis zum Abend ist zwar noch intakt, jedoch verschoben zu höheren Konzentrationen, was auch „funktioneller Hyperkortisolismus" genannt wird. Je nach genetischer Ausgangslage entstehen verschiedene Zustandsbilder: Es gibt Menschen, die anhaltenden Stress gut aushalten können, ohne krank zu werden, andere entwickeln rasch eine zunehmende Resistenz gegenüber der Dauerstimulation durch die Neurotransmitter. Es kommt dann zur Unterbrechung der Stressreaktion mit einem Absinken des Kortisols und dem Verlust der physiologischen Tagesrhythmik. Das hat zur Folge, dass die natürliche Reaktion auf Stress ausbleibt.

Der Mensch ist gut vorbereitet für akuten Stress, Dauerstress kann er jedoch schlecht aushalten.

Der andauernde Kortisolüberschuss bei chronischem Stress hat schwerwiegende Folgen für die Gehirnfunktion. Das Gehirn nimmt nämlich dadurch Schaden. Kortisol hemmt die Erneuerung der Neurotransmitter. Es kommt zu einem Verlust von Gehirnzellen und zu einer Verlangsamung der Neubildung von Nervenzellen. Kortisol wirkt in hohen Dosen neurotoxisch.

Das am Anfang der Stressreaktion vermehrt gebildete Noradrenalin fällt ab. Aber auch die anderen Neurotransmitter Adrenalin, Dopamin und Serotonin gehen in ihrer Konzentration zurück. Serotonin wird bei Dauerstress besonders niedrig.

Burnout-Syndrom

Hört der Dauerstress nicht auf, stellt sich ein Burnout-Syndrom ein. Jetzt ist die Stressachse Hypothalamus-Hypophyse-Nebennierenrinde völlig blockiert. Das Kortisol ist inzwischen ebenfalls vermindert. Die neuroendokrinen Regelkreise sind zusammengebrochen. Es kommt jetzt auch durch das fehlende Kortisol zu überdurchschnittlich starken Entzündungsreaktionen.

Der nächtliche Anstieg der Kortisolproduktion bleibt aus. Die Hypophyse reagiert nicht mehr auf das Hormon CRH mit der vermehrten Bildung von ACTH. Vor allem morgens besteht ein ausgeprägter Kortisolmangel. Das erniedrigte Serotonin führt zu einem Mangel an Melatonin.

Der Mangel an Kortisol ist somit nicht Ausdruck einer primären Nebennierenunterfunktion, also nicht durch eine Störung in der Nebennierenrinde selbst bedingt, sondern Folge einer verminderten Aktivität der Hypophyse mit einer Störung der ACTH-Bildung. Eigentlich ist die Nebennierenrinde intakt, sie wird nicht adäquat angeregt. Der Kortisolmangel entsteht durch eine Störung des Zusammenspiels zwischen Hypothalamus und Hypophyse. Dies hat Auswirkungen auf die Therapie des Kortisolmangels.

Stressdepression

Eine andere Reaktionsform auf außergewöhnliche Belastungen ist die Depression. *Benkert* hat deshalb den Begriff der „Stressdepression" eingeführt. Als Folge einer übermäßigen Stressbelastung kommt es zur Daueraktivierung des Hypothalamus mit gesteigerter CRH-Sekretion und zunächst erhöhten Kortisolspiegeln. Möglicherweise kann CRH selbst Depressionen auslösen.

Im Unterschied zum Burnout-Syndrom, bei dem die Hypothalamus-Hypophyse-Nebennierenrinde-Achse blockiert ist, besteht bei der Depression eine dauerhafte Aktivierung dieser Achse. Hier spielen sicherlich genetische Veranlagungen eine Rolle.

Neurostress und Nebennierenunterfunktion

Neurostress umfasst neben der schon beschriebenen Störung der hormonalen Stressachse Hypothalamus-Hypophyse-Nebennieren-rinde auch eine Veränderung der Botenstoffe (Neurotransmitter) im Gehirn. Das Informationssystem des Menschen ist komplex. Neben einem Datenaustausch über Nervenleitungen existiert auch eine Nachrichtenübertragung durch chemische Substanzen, die als Botenstoffe bezeichnet werden und über den Blutkreislauf trans-portiert werden. Im Nervensystem selbst wirken diese Botenstoffe als Signalgeber zwischen verschiedenen Nervenzellen. Entschei-dend ist, dass die verschiedenen Botenstoffe in einem ausgewoge-nen Verhältnis zueinander stehen. Ein Missverhältnis hat schwer-wiegende Folgen für Gesundheit und Wohlbefinden.

Eine akute Stresssituation wird überwunden und der Organismus erholt sich wieder. Dauert der Stress aber längere Zeit an, dann kön-nen die Anpassungsmechanismen des Körpers überfordert werden und es kommt dann zu Veränderungen auf physischer, psychischer und emotionaler Ebene. Für manche Menschen können Ereignisse schon zu viel sein, die andere gar nicht als Stress wahrnehmen. Heute geht man davon aus, dass die Unterschiede damit zusammenhängen, dass Menschen unterschiedlich auf Botenstoffe reagieren oder diese Botenstoffe bei Menschen in ungenügender Weise gebildet werden.

Die Bestimmung der Botenstoffe erfolgt im zweiten Morgenurin. Gemessen werden Dopamin, Adrenalin, Noradrenalin, Seroto-nin, Gammaaminobuttersäure (GABA) und Glutamat. Durch den nächtlichen Abfall liegen diese Substanzen im ersten Morgenurin al-lerdings nur in ganz geringen Konzentrationen vor, deshalb wird der 2. Morgenurin genommen. Er spiegelt am besten die Anpassungs-fähigkeit des Nervensystems an die aktuelle Tagesbelastung wider.

Botenstoffe haben im Nervensystem jeweils unterschiedliche Funktionen. Sie werden aus Aminosäuren mithilfe von Vitamin B, Vitamin C, Kupfer und Magnesium gebildet.

Während GABA eine dämpfende Wirkung auf das Nervensystem aufweist, wirkt Glutamat anregend. GABA wirkt angstlösend, schmerzlindernd, beruhigend und schlaffördernd. Glutamat ist von Bedeutung für Gedächtnis und Lernvorgänge.

Adrenalin und Noradrenalin wirken anregend und steigern die Aufmerksamkeit, Wachheit, Konzentration und Motivation. Dopamin als Vorstufe von Adrenalin ist neben dem Serotonin eines der „Glückshormone". Es wirkt sich auf Leistungsfähigkeit, Motivation und Motorik aus. Serotonin wirkt stimmungsaufhellend und schlaffördernd. Es wird in der Nacht zu Melatonin umgewandelt.

Therapie

Die Therapie des Neurostress zielt auf die Wiederherstellung des Gleichgewichts der verschiedenen Botenstoffe ab. Dabei werden Defizite ausgeglichen. Im Mittelpunkt stehen L-Tryptophan oder 5-Hydroxy-Tryptophan (HTP) für die Serotoninbildung, Tyrosin für die Katecholamine Adrenalin, Noradrenalin und Dopamin, und Glutamin für Glutamat und GABA.

Aufgrund der starken Vernetzung der Botenstoffsysteme ist eine Kombinationsbehandlung sinnvoll.

Fast immer ist das Serotonin betroffen, weshalb zu Beginn der Therapie dieser Botenstoff zuerst in seiner Konzentration angehoben werden sollte. Die entsprechenden Medikamente enthalten neben HTP auch die Kofaktoren Vitamin B6 und Vitamin C. Zur Anregung einer ausreichenden Bildung von Botenstoffen werden auch sogenannte Kofaktoren benötigt. Sie verbessern dadurch die Leistungsfähigkeit der hierbei notwendigen Enzyme.

Falls gleichzeitig auch die Katecholamine vermindert sind, wird Tyrosin in Kombination mit L-Tryptophan verwendet.

Fortgeführt wird die Behandlung meist mit Kombinationspräparaten, um alle Botenstoffe auf einem höheren Niveau zu halten. Dabei wird darauf geachtet, dass im Urin die Ausscheidung dieser Botenstoffe über dem Normbereich liegt. Anpassungen werden jeweils nach 14 Tagen vorgenommen.

Auch pflanzliche Stoffe finden Berücksichtigung. Zum Ausgleich des Dopaminmangels können Extrakte der Juckbohne, Mucuna pruriens, verwendet werden.

Die Erhaltungsdosis wird meist über Monate durchgeführt. Nach Verbesserung der Symptomatik kann die Dosis der eingesetzten Medikamente langsam wieder reduziert werden.

Verlaufsformen der Nebennierenunterfunktion

Die Nebennierenunterfunktion tritt in verschiedenen Verlaufsformen auf. Die drei häufigsten Formen sollen ausführlicher besprochen werden.

Typ 1:   Nach chronischem Stress tritt eine Nebennierenunterfunktion ein

Dies betrifft Menschen, deren Nebennieren eigentlich stabil sind. Im Laufe ihres Lebens kommt es zu einem heftigen Stressereignis mit einem starken Abfall des Kortisols; sie erholen sich aber wieder. Im weiteren Verlauf bleibt das Kortisol infolge des chronischen Stresses erhöht. Ein erneutes Ereignis führt dann relativ rasch zur Nebennierenunterfunktion. Dieses Muster betrifft sehr viele Menschen. Viele Berufstätige gehören dazu. Sie alle halten sich für sehr gut belastbar und denken, dass der Stress ihnen nichts anhaben kann.

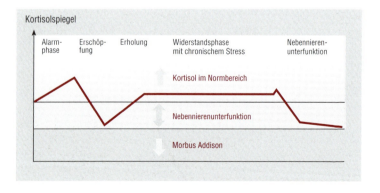

Typ 2: Wiederkehrende Stressereignisse führen nach kurzen Erholungsphasen zur Nebennierenunterfunktion

Bei diesem Typ treten wiederholt starke Stressereignisse auf, aber
es kommt immer wieder zur Erholung, bis schließlich doch eine Nebennierenunterfunktion eintritt.

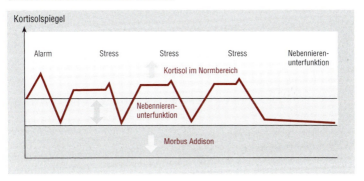

Typ 3: Ein einziges Stressereignis führt zur Nebennierenunterfunktion

Ein starkes Stressereignis tritt ein. Der Kortisolspiegel fällt stark ab.
Es kommt zu keiner wesentlichen Erholung. Der Kortisolspiegel
bleibt im weiteren Verlauf dauerhaft niedrig. Diese Menschen sind
nicht leistungsfähig. Dieser Verlaufstyp nimmt zu, vor allem bei Kindern und Jugendlichen. Auch alleinerziehende Mütter gehören dazu.

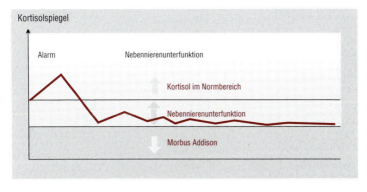

Beschwerden von Patienten mit Nebennierenunterfunktion

Hier ist eine Liste mit den typischen Beschwerden, die bei einer Nebennierenunterfunktion auftreten. Bitte beachten Sie, dass nicht alle Störungen gleichzeitig vorliegen müssen.

– Sie vertragen Stress schlechter als früher.
– Sie müssen sich mehr anstrengen, die Anstrengungen des Tages zu bewältigen.
– Sie haben wenig Lebensfreude oder leiden bereits an einer leichten Depression.
– Sie haben eine verminderte Libido und wenig Lust auf Sex.
– Sie neigen plötzlich zum Zittern, wenn Sie unter Druck stehen.
– Morgens haben Sie große Schwierigkeiten aufzustehen, Sie hören kaum den Wecker.
– Am Morgen nach dem Aufstehen und am Nachmittag zwischen 15 und 17 Uhr sind Sie sehr müde.
– Den besten Schlaf haben Sie morgens zwischen 7 und 9 Uhr.
– Am besten fühlen Sie sich nach 18 Uhr, aber nach 21 Uhr sind Sie schon wieder sehr müde, versuchen aber dennoch wach zu bleiben.
– Sie haben häufig Schmerzen im oberen Rücken- oder Nackenbereich – ohne eindeutige Ursachen.
– Sie haben beim Sport keine Ausdauer.
– Sie vertragen Kälte schlecht und haben oft kalte Hände und Füße.
– Sie leiden nach raschem Aufstehen aus dem Sitzen an Schwindel.
– Ihre Merkfähigkeit ist vermindert.
– Frauen leiden häufig an prämenstruellen Symptomen vor der Periode.
– Die Periode selbst ist unregelmäßig, sie kann nach 4 Tagen beendet sein und am 5. Tag erneut beginnen.
– Sie haben oft Heißhunger auf Süßes oder Salziges.

– Sie trinken häufig Kaffee und Cola, um wach zu werden.
– Häufig besteht Appetitmangel, andererseits müssen Sie regelmäßig essen, weil Sie sonst leicht in die Unterzuckerung kommen.
– Sie leiden oft an Übelkeit, Erbrechen, Bauchschmerzen.
– Sie reagieren in Stresssituationen manchmal konfus oder sind mit den Gedanken abwesend.
– Sie können sich oft schlecht konzentrieren und Ihr Kurzzeitgedächtnis ist nicht gut.
– Manchmal treten bei Ihnen Panikattacken auf; Sie haben das Gefühl, dass bald ein Unglück passieren wird.
– Sie sind sehr sensibel und können sich gut in die Lage anderer Menschen versetzen.
– Sie fühlen sich oft sehr schwach, schon nach geringen Anstrengungen.
– Sie haben allgemein eine verringerte psychische Belastbarkeit.
– Nach einer Erkrankung dauert es bei Ihnen länger, bis Sie wieder gesund sind, als bei anderen Menschen.
– Sie sind häufiger reizbar als früher.
– Sie stellen fest, dass Ihre Einstellung zum Leben eher negativ geworden ist.
– Sie haben das Gefühl, in einer Opferrolle zu leben.
– Wenn Sie besonders stark belastet sind, kommt es bei Ihnen manchmal zu emotionalen Ausbrüchen.
– Schilddrüsenhormone werden schlecht vertragen. Dies zeigt sich besonders am Beginn der Behandlung und bei Dosissteigerungen. Klinisch zeigt sich dies wie bei einer Überdosierung, obwohl die tatsächlichen Werte oft im unteren Normbereich liegen.

Die Nebennierenunterfunktion kann zunehmen und eine dramatische Verschlechterung erreichen, wenn mehrere Ereignisse in rascher Abfolge auftreten: ein Unfall, ein chirurgischer Eingriff, eine Infektion. Wenn jetzt noch ein emotionales Trauma, wie der Verlust einer nahe stehenden Person dazukommt, dann kann eine kritische Situation eintreten.

Möglicherweise bestehen bei Ihnen noch weitere Symptome, die in dieser Liste nicht vorkommen. Diese Symptomliste ist sicherlich nicht vollständig. Aufgeführt sind die am häufigsten vorkommenden Beschwerden, die bei vielen Patienten über einen längeren Zeitraum beobachtet wurden.

Befunde bei Patienten mit Nebennierenunterfunktion

– Je länger die Nebennierenunterfunktion andauert, desto geringer ist das Körpergewicht. Zu Beginn kann allerdings noch ein
Übergewicht bestehen.
– Das Gesicht ist blass oder gebräunt. Die Farbe des Gesichts gibt
bereits entscheidende Hinweise, ob eine primäre Nebennieren-
unterfunktion (erhöhtes ACTH) mit braunem Gesicht oder eine
sekundäre Nebennierenunterfunktion (ACTH-Mangel) mit
blassem Gesicht vorliegt.
– Es fallen dunkle Augenringe auf, die umso stärker ausgeprägt
sind, je länger die Nebennierenunterfunktion andauert.
– Im Gesicht fallen braune Flecken (Hyperpigmentierung) auf.
– Vereinzelt sind kleine weiße (depigmentierte) Flecken auf der
Haut sichtbar (Vitiligo).
– Der Körper wird oft – bis auf das Gesicht – schnell braun in der
Sonne.
– Das Entlangfahren mit dem Fingernagel auf der Haut hinterlässt
oft einen weißen Streifen, der bis zu einer Minute bestehen blei-
ben kann.
– Hautausschläge, entzündliche Schwellungen und Ekzeme kom-
men gehäuft vor.
– Wechselnde Gelenkschmerzen, die abends zunehmen, ohne
sichtbare Zeichen einer Entzündung.
– Die Hände zittern unter Belastung.
– Übelkeit, besonders am Vormittag.
– Lymphknotenschwellung an Hals und Nacken.
– Der Körper neigt zu raschem Austrocknen.
– Asthma und Nahrungsmittelallergien sind häufiger als in der
Allgemeinbevölkerung.
– Autoimmunkrankheiten sind häufig.
– Medikamentenunverträglichkeiten treten gehäuft auf.

– Es besteht eine erhöhte Schmerzempfindlichkeit.
– Die Patienten wirken müde und unausgeschlafen.
– Haut und Haare sind trocken und es besteht Haarausfall.
– Bei Frauen sind Genital- und Achselbehaarung spärlich oder
  fehlen ganz.
– Kälte- und Hitze werde nur schlecht vertragen.
– Hände und Füße sind oft kalt.
– Der Blutdruck ist niedrig.
– Es besteht eine Neigung zu Herzrhythmusstörungen.
– Die Patienten klagen über Durchfälle und eine Überaktivität des
  Darms.
– Es besteht eine Neigung zu Unterzuckerungen mit niedrigen
  Blutzuckerwerten.
– Es treten gehäuft Kopfschmerzen auf.

Diese Liste ist nicht vollständig, sicherlich gibt es weitere Befunde
bei Nebennierenunterfunktion.

Überblick über Ihre eigene Krankheitsgeschichte

Wenn Sie sich einen Überblick über Ihren Krankheitsverlauf verschaffen, werden Sie Ihre gesundheitlichen Probleme besser verstehen. Sie sehen dann auch Zusammenhänge zwischen Ihren Beschwerden und den Ereignissen, die Sie belasten. Die Zeitspanne für den Rückblick sollte etwa zwei Jahre betragen. Stellen Sie sich die Frage, wie und wann alles begonnen hat.

Operationen

- [ ]
- [ ]
- [ ]

Krankenhausaufenthalte

- [ ]
- [ ]
- [ ]

Erkrankungen

- [ ] schwere Erkältungen
- [ ] Bronchitis, Pneumonie
- [ ] andere Infektionskrankheiten
- [ ] Unfälle
- [ ] starke Schmerzzustände
- [ ] chronische Krankheiten

Zahnbehandlungen

- ☐ Wurzelbehandlungen
- ☐ Implantationen
- ☐ Amalgamentfernung

Starke emotionale Ereignisse

- ☐ Arbeitsplatzverlust
- ☐ Umzug
- ☐ Arbeitsplatzwechsel
- ☐ Tod einer nahe stehenden Person
- ☐ Trennung, Scheidung
- ☐ finanzielle Schwierigkeiten

Medikamente

- ☐ Unverträglichkeitsreaktionen
- ☐ Dauereinnahme

Allergien und Nahrungsunverträglichkeiten

- ☐ Pollen
- ☐ Nahrungsmittel

Sonstiges

- ☐
- ☐
- ☐

Vergeben Sie Zahlen in der Reihenfolge, wie die Ereignisse aufgetreten sind. Überlegen Sie sich, wie sich Ihr Gesundheitszustand danach verändert hat. Jetzt erkennen Sie, wie alles angefangen hat und wie es weiterging. Sie lernen, alles besser zu verstehen.

Selbstuntersuchung bei Verdacht auf Nebennierenunterfunktion

Pupillenkontraktionstest nach Arroyo

Bereits 1924 hat *C. Arroyo* eine Methode beschrieben, mit der es für jeden Menschen möglich ist zu überprüfen, ob eine Nebennierenunterfunktion vorliegt.

Setzen Sie sich dazu in einen abgedunkelten Raum. Sie brauchen eine Taschenlampe, eine Uhr mit einem Sekundenzeiger und einen Spiegel. Den Lichtstrahl der Taschenlampe richten Sie auf ein Auge und zwar genau auf die Pupille. Mit dem anderen Auge schauen Sie in den Spiegel und beobachten, was mit dem beleuchteten Auge geschieht.

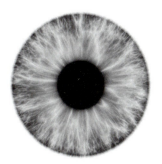 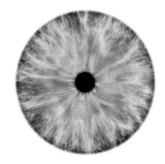

Als normale Reaktion kommt es nun zu einer Verengung (Kontraktion) der Pupille. Dieser Vorgang wird auch Miosis genannt. Normalerweise bleibt die Pupille eng, solange das Auge durch das Licht angestrahlt wird. Bei einem Menschen mit Nebennierenunterfunktion kann der Ziliarmuskel der Iris die Kontraktion nicht halten. Die Pupille öffnet sich deshalb innerhalb von 2 Minuten wieder, obwohl das Licht weiter auf das Auge trifft. Kurze Zeit später verengt sich die Pupille wieder und geht danach wieder auf. Dieses Wechselspiel dauert etwa 30 Sekunden, danach bleibt die Pupille ganz offen, obwohl weiter das Licht auf das Auge trifft. Möglicherweise brauchen Sie Hilfe durch eine zweite Person. Mit diesem Test können Sie auch überprüfen, ob sich Ihre Nebennieren wieder erholt haben.

Blutdrucktest nach Harrower

Dieser Test geht zurück auf Untersuchungen von *H. Harrower*, die 1929 veröffentlicht wurden.

Der Blutdruck kann von der Nebennierenfunktion beeinflusst werden. Wenn der Blutdruck nach dem Aufstehen abfällt, dann ist das ein typisches Zeichen einer Nebennierenunterfunktion. Sie können diesen Test leicht zu Hause durchführen. Für diesen Test brauchen Sie ein Blutdruckmessgerät. Wichtig ist, dass Sie am Tag der Messung ausreichend getrunken haben. Messen Sie zunächst im Sitzen mehrmals den Blutdruck, damit Sie sich mit der Messmethode vertraut machen können.

Legen Sie sich für 10 Minuten auf den Rücken. Messen Sie nun Ihren Blutdruck im Liegen und merken Sie sich diesen Wert. Stehen Sie danach auf und messen Ihren Blutdruck im Stehen.

Normalerweise passiert nun Folgendes: Der obere Blutdruckwert steigt nach dem Aufstehen um ca. 10 mmHg an. Wenn jetzt aber der Messwert gegenüber dem Wert im Liegen abfällt, dann haben Ihre Nebennieren ein Problem. Je weiter der Blutdruck im Stehen abfällt, desto ausgeprägter ist Ihre Nebennierenunterfunktion. Dieser Test ist nicht ganz ungefährlich. Bei starkem Blutdruckabfall kann Schwindel auftreten und Sie können fallen. Es ist besser, Sie machen den Test, wenn eine andere Person neben Ihnen steht, die Sie im Notfall auffangen kann. Dieses Problem wird immer geringer, je besser Ihre Nebennieren funktionieren. Dieser Test funktioniert nicht, wenn Ihr Blutdruck im Liegen erhöht ist, wenn Sie blutdrucksenkende Medikamente einnehmen oder sehr wenig getrunken haben.

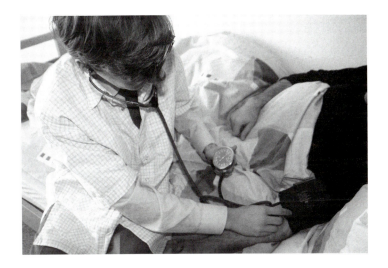

Positiver Dermographismus nach Sergent

Emile Sergent, ein französischer Arzt hat 1917 einen Test beschrieben, der einen Hinweis auf das Vorliegen einer Nebennierenunterfunktion geben kann. Er funktioniert folgendermaßen: Sie nehmen einen Kugelschreiber mit eingefahrener Spitze und ziehen damit mit leichtem Druck über Ihre Bauchhaut in einer Länge von 10 bis 20 Zentimeter. Sofort erscheint eine Linie. Sie ist zunächst weiß, wird aber nach wenigen Sekunden rot. Bei Nebennierenunterfunktion bleibt die Linie weiß. Dieser Test ist besonders bei schweren Formen der Nebennierenunterfunktion positiv.

Der sicherste Test ist der Pupillenkontraktionstest nach *Arroyo.* Am besten ist es, alle drei Tests nacheinander durchzuführen.

Labortests zur Überprüfung der Nebennierenfunktion

Der Speicheltest

Der Nachweis einer Nebennierenunterfunktion durch einen Blut- oder Urintest ist schwierig. Die üblichen Tests können nur die sehr schweren Verlaufsformen wie den Totalausfall der Nebennieren beim Morbus Addison oder einen schweren Kortisolüberschuss beim Cushing-Syndrom nachweisen. Die häufig vorkommenden Kortisolmangelerscheinungen und Anpassungsstörungen unter Belastung werden im Routinelabor nicht entdeckt. Deshalb ist es so enorm wichtig, dass der Arzt überhaupt die Verdachtsdiagnose Nebennierenunterfunktion in seine diagnostischen Überlegungen miteinbezieht, damit aussagekräftigere Tests durchgeführt werden, um die richtige Diagnose stellen zu können. Der entscheidende Test ist das „Kortisol-Tagesprofil im Speichel".

Mit dem Speicheltest können verschiedene Hormone zu verschiedenen Tageszeiten gemessen werden. Damit kann ein Hormon-Tagesprofil eines Menschen erstellt werden. Die Hormonbestimmung im Speichel gibt den freien, also den nicht an Trägerstoffe gebundenen Anteil wider. Nur ein geringer Hormonanteil ist frei verfügbar und auch wirksam. Blutuntersuchungen dagegen überprüfen die Gesamtmenge der Hormone im Blut. Diese Tests sind störanfälliger und damit ungenauer. Urinuntersuchungen zeigen lediglich die Ausscheidung der Hormone an. Speichelmessungen sind einfach durchzuführen, ausreichend genau und wiederholbar. Viele wissenschaftliche Untersuchungen haben die Genauigkeit der Messungen bestätigt.

Wie wird der Speicheltest durchgeführt?

Üblicherweise wird der Kortisol-Speicheltest um 8 Uhr, 12 Uhr, 16 Uhr, 20 Uhr und 24 Uhr durchgeführt. Somit kann ein Tagesprofil angelegt werden. Die erste Speichelprobe sollte innerhalb von 30 Minuten nach dem Aufstehen erfolgen. Der Patient sollte nüchtern sein und sich noch nicht die Zähne geputzt haben. Die Speichelgewinnung am Abend darf frühestens 30 Minuten nach der Aufnahme von fester und flüssiger Nahrung durchgeführt werden. Vor jeder Probenentnahme sollte die Mundhöhle 1 bis 2 Minuten mit Leitungswasser gespült werden. Beim Entfernen der Stopfen von den Speichelröhrchen darf der Röhrchenrand nicht mit den Fingern berührt werden. Das Röhrchen sollte zu etwa drei Viertel mit Speichel gefüllt werden. Danach wird das Röhrchen verschlossen und das ausgefüllte Etikett aufgeklebt. Das Röhrchen darf nur mit Speichel und nicht mit Schleim (Sputum) aus dem Rachenraum gefüllt werden. Bis zur Versendung sollte das Röhrchen im Kühlschrank aufbewahrt werden.

Ein Vorteil des Speicheltests ist, dass ihn der Patient bequem zu Hause durchführen kann, er muss kein Labor aufsuchen. Patienten können auch ein Röhrchen für unterwegs mitnehmen und den Test dann durchführen, wenn typische Symptome auftreten; diese lassen sich so mit dem Kortisolspiegel vergleichen. Es ist auch möglich Speichelproben zu untersuchen, wenn sich der Patient besonders gut fühlt, um einen Referenzwert zu bekommen.

Eine weitere Möglichkeit ist die Bestimmung von DHEA-S im Speichel. DHEA-S stammt ebenfalls aus den Nebennieren und kann auch vermindert sein. Auch andere Hormone wie Östradiol, Progesteron oder Testosteron lassen sich durch den Speicheltest messen. Hormone, die über die Haut verabreicht werden, wie z. B. eine Progesteroncreme, führen zu hohen Messwerten im Speichel. Wenn Sie kortisonhaltige Cremes verwenden, dann sollten Sie mindestens eine Woche pausieren, bevor Sie den Speicheltest durchführen, um nicht überhöhte Werte zu messen. Patienten mit Asthma bronchiale, die kortisonhaltige Inhalations-Sprays verwenden, müssen diese mindestens drei Tage vor dem Speicheltest absetzen.

Kortisol-Tagesprofile

Hier verschiedene Kortisol-Tagesprofile im Überblick:

Hier handelt es sich um ein Beispiel, bei dem noch der natürliche Rhythmus erkennbar ist. Der Patient wacht morgens mit einem Kortisolspiegel auf, der im unteren Normbereich liegt. Im Laufe des Vormittags tritt dann eine Stressreaktion auf und es kommt zu einem starken Anstieg des Kortisols über den Normbereich hinaus. Am Abend hat sich die Situation wieder normalisiert, um Mitternacht liegt das Kortisol wieder niedrig.

Uhrzeit	Kortisolspiegel		
	Unterfunktion	Normbereich	Überfunktion
08:00		☐	
12:00			☐
16:00			☐
20:00		☐	
24:00		☐	

Bei zweiten Beispiel liegt bereits morgens ein zu niedriger Kortisolspiegel vor. Im Laufe des Tages steigt er an und erreicht den Normbereich, nachts fällt er wieder ab und liegt unterhalb des Normbereichs.

Uhrzeit	Kortisolspiegel		
	Unterfunktion	Normbereich	Überfunktion
08:00	☐		
12:00		☐	
16:00		☐	
20:00		☐	
24:00	☐		

Bei dem folgenden Tagesprofil haben wir es mit einer Morbus-Addison-Symptomatik zu tun. Alle Messwerte liegen unterhalb des Normbereichs.

Uhrzeit	Kortisolspiegel		
	Unterfunktion	Normbereich	Überfunktion
08:00	☐		
12:00	☐		
16:00	☐		
20:00	☐		
24:00	☐		

Es ist gut nachvollziehbar, dass eine Verbesserung der Nebennierenfunktion durch den Speicheltest erkannt werden kann. Die Messwerte steigen wieder an. Meist ist der 8-Uhr-Wert der erste Messwert, der wieder den Normbereich erreicht.

Welche Tests gibt es noch?

24-Stunden-Sammelurin-Test auf Kortisol

Bei diesem Test müssen Sie 24 Stunden lang den Urin sammeln. Der Normbereich ist sehr breit, sodass nur die schweren Fälle, also Morbus Addison, erkannt werden. Wenn der Messwert allerdings im unteren Drittel liegt, besteht der dringende Verdacht auf eine Nebennierenunterfunktion. Der große Nachteil dieses Tests ist, dass große Tagesschwankungen nicht bemerkt werden, weil ja alles in einen Topf kommt. Das Labor misst den Durchschnittswert eines Tages. Der Speicheltest eignet sich deshalb viel besser für die Diagnose einer Nebennierenunterfunktion.

ACTH-Stimulations-Test

Dies ist ein Test zur Klärung der Frage, welche Reserven die Nebennieren besitzen und wie gut die Nebennieren auf Stress reagieren. Der Patient kommt um 8 Uhr morgens zur Blutabnahme und Kortisolbestimmung. Gleichzeitig erhält er 0,25 mg ACTH (Synacten®) intravenös injiziert. Nach 30 und 60 Minuten werden erneut die Kortisolwerte bestimmt. Der Messwert nach 60 Minuten sollte mindestens doppelt so hoch liegen wie der Ausgangswert. Wenn nur ein geringer Anstieg des Kortisols erfolgt, liegt ebenfalls eine Nebennierenunterfunktion vor.

Der ACTH-Stimulationstest und der 24-Stunden-Sammelurin-Test auf Kortisol können kombiniert werden. Danach sollte sich auch die Kortisolausscheidung im Urin gegenüber dem Sammelurin-Test ohne ACTH verdoppeln. Wenn dies nicht geschieht, liegt eine Unterfunktion der Nebennieren vor.

Interpretation von Hormontests

Falls der Arzt zur Diagnose Blutuntersuchungen anstelle der Speicheltests einsetzt, wird er Probleme bei der Interpretation der Laborergebnisse haben. Es gibt keinen Blut- oder Urintest, der leichte bis mittlere Formen einer Nebennierenunterfunktion sicher erfassen kann. Deshalb erfordert die Interpretation der Ergebnisse große Erfahrung und Training.

Wie entsteht ein „Normbereich"?

Die Beurteilung von Labortests beruht normalerweise auf den Ergebnissen von Blut- und Urinuntersuchungen, die bei einer „gesunden" Population durchgeführt worden sind. Bisher wurden noch nie Patienten mit leichter bis mittelschwerer Nebennierenunterfunktion untersucht und ein entsprechender Referenzbereich festgelegt. Es gibt solche Untersuchungen nur bei Patienten mit einem Totalausfall der Nebennieren, also bei Morbus Addison.

Ergebnisse von Labortests werden nach statistischen Normen beurteilt und nicht nach optimalen physiologischen Bedingungen. Die Statistik steht im Vordergrund und nicht die Symptome des Patienten. Es ist daher anzunehmen, dass sich in der Gruppe, die zur Ermittlung des Normbereichs des Kortisols im Blut untersucht wurde, auch Menschen mit leichter bis mittelschwerer Nebennierenunterfunktion befanden. Die Folge ist, dass nur schwere Krankheitsfälle mit dieser Methode hierbei auffallen.

Wenn wir Patienten mit Nebennierenerkrankungen betrachten und bei diesen den Kortisolwert im Blut bestimmen, dann finden sich darunter wahrscheinlich folgende Gruppen:

1. Menschen mit extrem niedrigen Kortisolwerten (Morbus Addison)
2. Menschen mit normalen Kortisolwerten
3. Menschen mit extrem hohen Kortisolwerten (Morbus Cushing)

Nach der Statistik gilt ein Bereich von 95 % aller gemessenen Werte als Normbereich. 2,5 % der Werte liegen dann unterhalb des Normbereichs und 2,5 % der Werte darüber. Man spricht in diesem Zusammenhang von einer Normalverteilung nach *Gauß*, dem Mathematiker, der diese Zusammenhänge als Erster beschrieben hat.

Die Menschen, die mit Ihren Kortisolwerten im Normbereich liegen, also 95 % aller untersuchten, repräsentieren eine große Bandbreite. Sie sind nach der Definition des untersuchenden Labors nicht krank. Für den behandelnden Arzt ist nun zunächst einmal alles in Ordnung. Patienten mit leichter oder mittelschwerer Nebennierenunterfunktion werden auf diese Weise übersehen.

Leider geben auch verschiedene Labors unterschiedliche Normbereiche an und die Messwerte sind deshalb nur eingeschränkt untereinander vergleichbar. Das nächste Bild soll dies darstellen.

In dieser Grafik ist ein Optimalbereich dargestellt. Liegt der gemessene Kortisolwert in diesem Bereich, liegen optimale Bedingungen vor und der Patient fühlt sich am besten. Fällt der Kortisolwert ab, kann der Bereich der Nebennierenunterfunktion erreicht werden und es treten zunehmend Krankheitserscheinungen auf. Bei einem weiteren Abfall kommt es schließlich zum Morbus Addison.

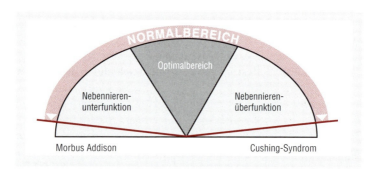

Wichtig ist dabei noch Folgendes: Jeder Mensch hat große Schwankungen seiner Messwerte. Und zwei verschiedene Menschen können mit ihren Messwerten im Normbereich liegen und dabei ganz unterschiedliche Symptome aufweisen. Dies soll an einem Beispiel erläutert werden.

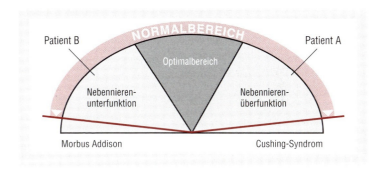

Die Patienten A und B liegen mit ihren Blutwerten im Normbereich; beide haben ganz unterschiedliche Beschwerden. Nach den Blutergebnissen gelten beide als gesund. Bei Patient B liegt nach der Definition des Labors noch kein M. Addison vor. Bei Patient A besteht noch kein Cushing-Syndrom. Nach dem Speicheltest hat Patient B aber bereits eine Nebennierenunterfunktion und Patient A eine Nebennierenüberfunktion.

Auch bei einem Patienten können enorme Schwankungen auftreten. Die nächste Abbildung zeigt, wie sich der Kortisolwert des Patienten B während seiner Erkrankung verändert hat. Beide Werte liegen nach den Bluttests noch im Normbereich und es dürften sich eigentlich keine Veränderungen im Befinden des Patienten zeigen. Nach dem Speicheltest ist der Kortisolspiegel aber stark abgefallen; dies erklärt die Beschwerden des Patienten. Bevor Patient B eine Nebennierenunterfunktion bekam, hatte er sogar erhöhte Werte, wie auf dem Bild zu sehen ist.

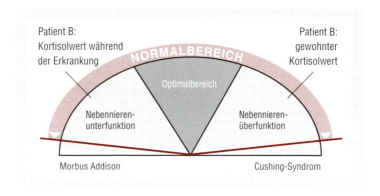

Blutspiegel von Hormonen haben einen weiten Normbereich. Das bedeutet für den einzelnen Menschen, dass sein gewohnter Wert halbiert oder verdoppelt sein kann, und dieser Wert dann immer noch im Normbereich liegt, den das Labor angibt. Für jeden Patienten sollte der „gewohnte Wert" bekannt sein, sodass Abweichungen von diesem Wert feststellbar sind. Dieser persönliche Normbereich wird manchmal auch als Wohlfühlbereich bezeichnet.

Ein großes Problem stellt die Darstellung der Laborwerte durch das Labor dar. Es gibt nämlich keine „Grauzone" für einen bestimmten Blutwert. Der Arzt erhält das Untersuchungsergebnis von seinem Labor. Der Befund wird so dargestellt, dass der gemessene Wert entweder im Normbereich oder außerhalb des Normbereichs liegt. Ärzte schauen nur darauf, wo der gemessene Wert liegt. Das wird auf dem Laborausdruck grafisch dargestellt.

Ein Beispiel: Angenommen, für eine Untersuchung geht der Normbereich von 2 bis 10. Hat der Patient den Wert 2, dann ist der Messwert normal und der Patient hat „nichts". Liegt der Messwert aber bei 1,9, dann liegt der Messwert außerhalb des Normbereichs und der Patient „hat was". Dabei wird nicht berücksichtigt, dass bei jeder Messung durch das Labor ein geringer Messfehler auftreten kann. Deshalb ist es außerordentlich wichtig, dass immer die Beschwerden des Patienten bei einem entsprechenden Laborwert gesehen werden müssen. Auch Veränderungen zu früheren Messwerten sollten mit einbezogen werden. Aus diesem Grund sollten Sie sich nach jeder Messung eine Kopie Ihrer Messwerte geben lassen.

Bitte bedenken Sie, dass es tageszeitliche Schwankungen des Kortisolspiegels gibt. Der höchste Wert wird morgens um 8 Uhr erreicht. Alle Normbereiche bei Blutuntersuchungen beziehen sich auf diesen Zeitpunkt. Deshalb haben Blutbestimmungen von Kortisol nachmittags keinen Sinn.

Morgendlicher Stress verändert den Kortisolspiegel. Wenn Sie am Tag der Blutabnahme in Zeitnot geraten, steigt sicherlich Ihr Kortisolspiegel an und der Messwert liegt höher. Versuchen Sie deshalb, das Labor oder die Praxis entspannt zu erreichen.

Nebennieren und Blutzucker

Es gibt eine enge Beziehung zwischen der Funktion der Nebennierenrinde und dem Blutzuckerspiegel. Wer ständig niedrige Blutzuckerspiegel aufweist, dessen Kortisolwerte liegen meist niedrig.

Das Gehirn braucht Glukose, damit es richtig funktioniert, ganz besonders viel in Stresssituationen. Die meisten Symptome, die durch die Nebennierenunterfunktion entstehen, kommen durch den Glukosemangel des Gehirns zustande.

Das Verlangen, Zucker zu konsumieren, ist stark. Warum ist das so? Der Kortisolmangel führt dazu, dass es länger dauert, bis der gespeicherte Zucker in der Leber, also aus Glykogen, freigesetzt wird und als Glukose zur Verfügung steht. Auch die Umwandlung von Fett, Eiweiß und anderen Kohlenhydraten in Glukose ist verzögert. Dies alles führt dazu, dass es schließlich für den Körper zum Problem wird, den Blutzuckerspiegel im Normbereich zu halten, insbesondere wenn Stress hinzukommt. Unter Stress steigt auch der Insulinspiegel an und der Energiebedarf der Zellen nimmt zu. Insulin bewirkt den Einstrom von Glukose in die Zellen. Somit fällt der Blutzuckerspiegel weiter ab, wenn das Kortisol fehlt. Manchmal geschieht das innerhalb kurzer Zeit. Die Folgen sind schwerwiegend. An Flucht oder Kampf ist nicht mehr zu denken.

In unserer modernen Welt sieht diese Situation natürlich ganz anders aus. Man isst etwas Süßes und trinkt eine Cola. Dies kann als „Notfallmaßnahme" bezeichnet werden. Für etwa eine Stunde liegen nun die Blutzuckerwerte wieder im Normbereich. Leider führt die rasche Insulinantwort wieder zum Ursprung des Problems zurück. Viele Menschen handeln so Tag für Tag ohne zu erkennen, dass die ständigen Blutzuckerschwankungen für den Körper wieder einen Stressfaktor darstellen.

Unterzuckerung ist für unseren Körper ein starker Stressfaktor. Ein Hilferuf an die Nebenniere. Es ist eine Achterbahnfahrt. Blutzucker rauf, Blutzucker runter. Es ist wie Bremsen und Gasgeben gleichzeitig. Die kritischen Zeiten sind 10 Uhr morgens und die Zeit zwischen 14 Uhr und 16 Uhr am Nachmittag.

Fatal ist, dass es durch dieses Verhalten zu einer Gewichtszunahme kommt. Und es kann dazu führen, dass im Lauf des Lebens eine diabetische Stoffwechsellage auftritt. Und in der Tat: Zahlreiche Menschen mit einer Nebennierenunterfunktion entwickeln im Laufe ihres Lebens einen Diabetes mellitus.

Nebennieren und Mineralstoffhaushalt

In der äußersten Schicht der Nebennierenrinde, der Zona glomerulosa, wird das Mineralkortikoid Aldosteron gebildet. Aldosteron
reguliert den Natrium/Kalium-Haushalt im Blut. Durch dieses Hormon wird die Flüssigkeitsmenge des Körpers gesteuert und somit
indirekt der Blutdruck beeinflusst. Das wichtigste Zielorgan des
Hormons ist die Niere. Aldosteron erhöht die Natriummenge im
Blut und scheidet Kalium vermehrt über die Nieren aus. Umgekehrt
führt ein Mangel an Aldosteron zu einer vermehrten Ausscheidung
von Natrium über den Urin und zu einem Anstieg von Kalium im
Blut. Es entsteht dadurch eine Dehydratation im Körper, also ein
Wassermangel. Der Körper trocknet aus. Da Aldosteron normalerweise auch Wasserstoff-Ionen ausscheidet, kommt es bei Aldosteronmangel zu einer Übersäuerung des Körpers. Insgesamt sinkt
der Blutdruck bei Aldosteronmangel, schlimmstenfalls kommt es
zum Kreislaufkollaps.

Während die Regulation des Kortisols und der Androgene ausschließlich über Hypothalamus und Hypophyse erfolgt und ACTH
das entscheidende stimulierende Hormon ist, erfolgt die Steuerung
von Aldosteron zusätzlich über ein weiteres System, nämlich das
Renin-Angiotensin-System, das vorwiegend über die Nierendurch-
blutung kontrolliert wird.

Wie beim Kortisol gibt es bei der Bildung von Aldosteron ebenfalls
Tagesschwankungen. Die höchsten Werte finden sich um 8 Uhr
morgens und die niedrigsten zwischen Mitternacht und 3 Uhr nachts.
Auch hier ist das ACTH der Hypophyse dafür verantwortlich. Das
bedeutet, dass bei Stress vermehrt Aldosteron gebildet wird, wobei
aber das dabei gebildete Aldosteron im Gegensatz zum Kortisol
nichts dazu beiträgt, dass über den Rückkopplungsmechanismus das

ACTH wieder gesenkt wird. Ein anderer Weg wird eingeschlagen: Die Zellen, welche das Aldosteron produzieren, verlieren nach einiger Zeit ihre Sensibilität auf ACTH, sodass dann in der Zona glomerulosa schließlich weniger Aldosteron gebildet wird. Obwohl das ACTH weiterhin hoch ist, wird trotzdem weniger Aldosteron freigesetzt. Diese Tatsache führt zu weiteren Symptomen bei Patienten mit Nebennierenunterfunktion.

Wie schon dargestellt, ist Aldosteron verantwortlich für den Mineralstoff- und Flüssigkeitshaushalt des Körpers. Natrium ist der wichtigste Mineralstoff im Blut, in den Zellen selbst spielt Kalium die größte Rolle. Wichtig ist das Mengenverhältnis Natrium/Kalium zueinander, es beträgt 15:1. Schon kleine Abweichungen führen zu Störungen.

Wenn also bei Stress das Aldosteron ansteigt, erhöht sich auch der Natriumspiegel im Blut. Eine Erhöhung des Natriumspiegels führt dann zu einer Zunahme des Wassergehaltes im Blut, denn das Wasser folgt dem Natrium.

Bei Nebennierenunterfunktion ist das Verlangen nach Salz auf den Mangel an Aldosteron zurückzuführen. Wenn nämlich das Aldosteron absinkt, wird vermehrt das Natrium aus dem Blut über die Nieren ausgeschieden. Und das Wasser folgt dem Natrium, es wird also ebenfalls verstärkt ausgeschieden. Anfangs sind die Mengen ohne große Bedeutung, später können Krankheitserscheinungen auftreten. Um den Natriumgehalt des Blutes einigermaßen konstant zu halten, wird nun Natrium und Wasser aus dem Gewebe in die Blutbahn umverteilt. Jetzt beginnt auch der kleine Natriumanteil in der Zelle durch Abstrom nach außen abzusinken und das Natrium/Kalium-Verhältnis von 15:1 stimmt nicht mehr. Außerdem folgt wieder das Wasser dem Natrium und strömt ebenfalls nach außen. Die Zelle hat nun einen Mangel an Natrium und Wasser. Um das Natrium/Kalium-Verhältnis konstant zu halten, beginnt nun auch das Kalium aus der Zelle zu strömen. Es kommt in der Zelle dadurch zu einem Leistungs- und Funktionsverlust.

Diese Vorgänge müssen Sie bedenken, wenn Sie an einer Nebennierenunterfunktion leiden und Ihren Flüssigkeitshaushalt verändern wollen. Wenn Sie in diesem Zustand viel Wasser trinken, dann verdünnt das Wasser den verminderten Natriumgehalt des Blutes weiter. Die Zellen brauchen dringend Natrium, bevor das Wasser kommt. Sie sollten deshalb immer zusätzlich dem Wasser Salz zusetzen, um dieses Problem zu lösen. Vorsicht ist geboten bei Getränken, die nach dem Sport angeboten werden und viel Kalium enthalten. Diese Getränke sind sicherlich für gesunde Menschen geeignet, die durch den Sport viel Kalium verloren haben, nicht aber für Menschen mit einer Nebennierenunterfunktion und niedrigen Kortisol- und Aldosteronspiegeln.

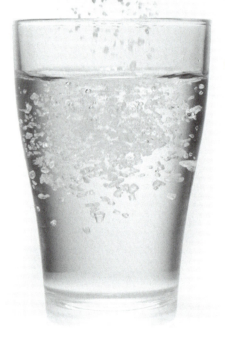

Trinken Sie Wasser, in das Sie eine Messerspitze Salz, am besten Meersalz gegeben haben.

Wenn Sie zu wenig Salz in Ihrem Körper haben und ausgetrocknet sind, kann es sein, dass Ihr Körper auch ein Verlangen nach Kalium meldet. Trinken Sie aber in diesem Zustand kaliumhaltige Getränke wie Fruchtsäfte oder kommerzielle Sportgetränke mit viel Kalium, dann kann es sein, dass es Ihnen plötzlich noch schlechter geht, weil sich das Natrium/Kalium-Verhältnis noch weiter verschiebt.

Beachten Sie diese Dinge besonders morgens, weil zu diesem Zeitpunkt Ihr Kortisol und das Aldosteron besonders niedrig sein können. Trinken Sie keinen Orangensaft zum Frühstück! Kaffee und Alkohol sind beide ungünstig, weil sie das Flüssigkeitsvolumen durch eine vermehrte Ausscheidung von Wasser weiter absenken. Dies ist besonders wichtig, wenn Sie zuvor lange in der Sonne waren oder aus anderen Gründen ausgetrocknet sind.

Eine Nebennierenunterfunktion führt also zu einem Salz- und Wassermangel und deshalb sind die Blutdruckwerte bei diesen Menschen so niedrig.

Nebennieren und Sexualhormone

Die innere Schicht der Nebennierenrinde, die Zona reticularis, bildet überwiegend die Sexualhormone. Die Sexualhormone der Nebennierenrinde sind vor allem Androgene, also männliche Hormone wie DHEA, Testosteron und Androstendion.

Die Stimulation der Zona reticularis erfolgt ebenfalls durch ACTH. Ausgehend vom Cholesterin entstehen viele Zwischenverbindungen. Das gemeinsame Merkmal der Steroide ist das typische Kohlenstoff-Gerüst. So entstehen Dehydroepiandrosteron (DHEA), aber auch Progesteron und daraus Testosteron und Östradiol.

Unabhängig vom Geschlecht werden in der Nebennierenrinde männliche und in geringerem Maß auch weibliche Hormone gebildet.

Männer haben also neben den Hoden eine zweite Quelle für die Bildung von Testosteron. Allerdings beträgt der Anteil des beim Mann in den Nebennieren gebildeten Testosterons nur 5 bis 10 % an der Gesamtmenge, bei Frauen sind es etwa 50 %.

Bei beiden Geschlechtern ist Testosteron das Hormon für Muskelkraft, Energie, Durchhaltevermögen, Leistungsfähigkeit und Libido. Es verstärkt allerdings auch aggressives Verhalten.

Frauen bilden in den Nebennieren, neben den Eierstöcken, geringe Mengen an Östradiol, dem wichtigsten Östrogen, und Progesteron. Die Östrogene sind verantwortlich für die Entwicklung des weiblichen Körpers, für den Aufbau der Gebärmutterschleimhaut, für eine Schwangerschaft, für die Eireifung und den Eisprung.

Progesteron ist der Gegenspieler der Östrogene und des Testosterons. Das bedeutet, dass es einerseits deren Wirkungen unterstützt, andererseits aber auch überschießende Funktionen einschränkt. Progesteron unterdrückt die Entstehung von Krebszellen in der Brust und in der Prostata.

Interessant ist, dass Frauen mit prämenstruellen Problemen häufig eine Nebennierenunterfunktion haben. Bei beiden Geschlechtern findet man eine verminderte Libido bei Nebennierenunterfunktion.

Je größer die Stressbelastung ist, desto weniger Sexualhormone werden gebildet. Der DHEA-Spiegel sinkt stark ab. Wer kämpfen muss oder auf der Flucht ist, hat keine Zeit für Romantik. Dafür reicht die Energie nicht mehr.

Ganz allgemein sinkt die Produktion der Sexualhormone der Nebennierenrinde im Laufe des Lebens. Ein Mangel an DHEA und Testosteron scheint für degenerative Prozesse verantwortlich zu sein, auch für den Alterungsprozess.

Nebennieren und Schilddrüse

Die Schilddrüse spielt eine bedeutende Rolle bei Menschen mit einer Nebennierenunterfunktion. Einerseits sind die Symptome einer Schilddrüsenunterfunktion denen einer Nebennierenunterfunktion sehr ähnlich, anderseits kann bei einem Patienten mit Nebennierenunterfunktion gleichzeitig auch eine Schilddrüsenunterfunktion bestehen.

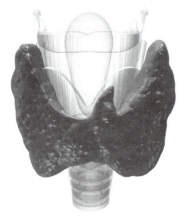

Schilddrüsenunterfunktion

Eine Schilddrüsenunterfunktion tritt am häufigsten im Rahmen einer entzündlichen Schilddrüsenerkrankung auf, die nach ihrem Entdecker Hashimoto-Thyreoiditis genannt wird. Dabei kommt es zu einer langsamen Zerstörung der Schilddrüse. Es handelt sich um einen Autoimmunprozess durch eine Störung des Immunsystems. Frauen erkranken häufiger als Männer. Die Häufigkeit liegt bei etwa 5 % der Bevölkerung, das sind in Deutschland etwa vier bis fünf Millionen Menschen. Neben der körperlichen Untersuchung werden eine Ultraschalluntersuchung der Schilddrüse und eine Blutuntersuchung durchgeführt. Die Blutuntersuchung umfasst folgende Werte: TSH (Thyreoidea-stimulierendes Hormon), FT3 (freies Trijodthyronin), FT4 (freies Tetrajodthyronin) und TPO-Antikörper. Bei einer Unterfunktion der Schilddrüse wird eine Therapie mit L-Thyroxin durchgeführt.

Typische Symptome einer Schilddrüsenunterfunktion:
– Müdigkeit und Erschöpfung
– Konzentrationsstörung und Abnahme der Gedächtnisleistung
– niedriger Puls und Anstieg des Blutdrucks
– Depression
– trockene, stumpfe Haare, die leicht ausgehen
– juckende Kopfhaut
– verdickte Haut mit Schwellungen, auch um die Augen
– Verstopfung
– Frieren
– Gewichtszunahme, trotz normaler Ernährung
– Zyklusstörung und Infertilität bei Frauen
– Libidoverlust
– Kribbeln und Einschlafen der Hände überwiegend in der Nacht
– schlechte Wundheilung und Tendenz zu blauen Flecken
– Gelenk- und Muskelschmerzen
– verlangsamte Reaktionsfähigkeit, kein Antrieb
– Immunschwäche
– Anstieg des Gesamt-Cholesterins bei einem Abfall des HDL-Cholesterins

Schilddrüsenüberfunktion

Bei einer Schilddrüsenüberfunktion, meist ausgelöst durch eine Überdosierung der Schilddrüsenhormone, treten folgende typische Symptome auf:

– Unruhe, Reizbarkeit, Nervosität, verstärkte Sinneseindrücke
– Herzklopfen, Herzrasen, Blutdruckerhöhung
– Muskelschwäche, Muskelschmerzen wie bei Muskelkater
– Zittern der Hände
– Schlafstörungen
– Schwitzen, feuchte und warme Haut
– Heißhunger und starker Durst, dabei aber Gewichtsverlust
– weicher Stuhl oder Durchfall
– Zyklusstörungen bei Frauen

Störungen des Immunsystems

Zusätzlich zu den Symptomen der gestörten Schilddrüsenfunktion können weitere Symptome auftreten, die durch die Störung des Immunsystems hervorgerufen werden.

Symptome durch Störungen des Immunsystems:
- Gelenk- und Muskelschmerzen mit Schwellungen
- Schmerzen im Bereich der Schilddrüse und des Nackens
- Kloßgefühl im Hals und Heiserkeit
- Hautveränderungen, wie Rosazea (Gesichtsröte im Nasen-/Wangenbereich), Ekzeme, Pigmentstörungen
- trockene Schleimhäute und wenig Tränenflüssigkeit (Sicca-Syndrom)
- Ohrgeräusche (Tinnitus) und Schwindel
- grippeähnliches Gefühl und Störung der Blutneubildung mit Blutarmut
- verstärkte Infektanfälligkeit
- erhöhte Leberwerte

Schilddrüsenüberprüfung

Wenn bei Ihnen nachfolgende Symptome bestehen, sollten Sie Ihre Schilddrüse überprüfen lassen:
- Ihre morgendliche Körpertemperatur, gemessen vor dem Aufstehen, liegt unter 36,7 Grad (unter der Zunge gemessen) oder 36,2 Grad (in der Achselhöhle gemessen).
- Ihre Ausdauer verbessert sich nicht durch Sport, im Gegenteil; nach dem Sport sind Sie sehr müde und erholen sich nur langsam.
- Ihnen geht es abends zwischen 18 und 21 Uhr nicht besser, wie es typisch ist für Patienten mit einer Nebennierenunterfunktion.
- Ihr Reaktionsvermögen hat deutlich nachgelassen.
- Sie nehmen an Gewicht zu, vor allem an den Hüften, obwohl Sie streng auf Kalorien achten.
- An den Augenbrauen fallen außen die Haare aus oder werden dünner.
- Sie werden den ganzen Tag nicht richtig wach.

Unterschiede Nebennierenunterfunktion und Schilddrüsenunterfunktion

Wie unterscheidet sich der Patient mit Nebennierenunterfunktion von dem mit Schilddrüsenunterfunktion?

Der Patient mit einer Nebennierenunterfunktion ist schlank, er nimmt nur wenig an Gewicht zu. Er hat tief liegende Augen und eine eingesunkene Wangenpartie. Die Augenbrauen sind voll. Der Hellhäutige ist noch bleicher und der Dunkelhäutige noch etwas dunkler, vor allem um den Mund. Um die Augen sind dunkle Ringe. Der Mensch erscheint älter als sein Geburtsdatum vermuten lässt. Die Haare sind dünn, fein und trocken und gehen leicht aus. Er hat nur wenige Haare an den Unterarmen und Unterschenkeln. Die Haut ist dünn und reißt leicht ein. Manchmal findet man Hautstellen mit fehlendem Pigment (Vitiligo). Die Bänder sind schlaff. Die Nägel sind dünn und brüchig. Der Patient ist klagsam, berichtet über Kopfschmerzen oder Migräne. Extreme Wärme oder Hitze kann er nicht vertragen. Er hat kalte Hände und Füße. Er ist überaktiv im Verhalten. Er reagiert häufig mit Panik und Angst. Er ist zwanghaft. Stress kann er nicht aushalten. Er leidet an Schlaflosigkeit, häufig wacht er nachts zwischen 2 und 4 Uhr auf, morgens ist er unausgeschlafen. Er hat keine Motivation, klagt über Müdigkeit und Erschöpfung und hat keine Ausdauer. Er hat keine Konzentration, sein Kurzzeitgedächtnis ist schlecht. Sein Blutdruck ist niedrig und er berichtet über häufiges Herzklopfen, was ihn sehr beunruhigt. Seine Blutzuckerspiegel sind niedrig. Oft bestehen Verdauungsprobleme und die Patienten ernähren sich vegetarisch, weil sie kein Fleisch vertragen. Sie essen deshalb mehr Süßigkeiten und haben daneben auch ein Verlangen nach Salzigem. Sie mögen Lakritze.

Der Patient mit einer Schilddrüsenunterfunktion ist dagegen übergewichtig, nimmt laufend zu und kann nur mit großer Anstrengung etwas abnehmen. Augen- und Wangenpartie sind voll. An den Augenbrauen fehlt das äußere Drittel oder ist nur spärlich vorhanden. Die Haut ist leicht gerötet und verdickt. Die Haare sind spärlich,

wellig und weisen Farbschattierungen auf. Die Nägel sind eher verdickt. Die Wundheilung der Haut ist schlecht und es kommt schnell
zu blauen Flecken. Die Haut ist trocken. Muskeln und Gelenke
schmerzen. Der Patient ist träge, die Stimmung ist gedrückt. Er hat
keine Ausdauer, wirkt unausgeschlafen, Konzentration und Gedächtnis sind schlecht. Der Blutdruck ist oft zu hoch und er reagiert
schlecht auf Medikamente. Der Blutzuckerspiegel ist normal oder
erhöht. Fett und Fleisch werden vertragen.

Eine Schilddrüsenunterfunktion wird mit Schilddrüsenhormonen
behandelt bis die Mangelsituation ausgeglichen ist. Diese Medikamente werden in der Regel gut vertragen, das Leistungsvermögen
des Patienten bessert sich dadurch. Das bedeutet, dass Sie wieder
mehr Kraft in den Muskel haben, aber auch Ihr Gedächtnis besser
funktioniert. Die psychische Stabilität nimmt zu.

Allerdings erhöht die Einnahme von Schilddrüsenhormon den
Bedarf des Körpers an Kortisol. Ein latent bestehender Kortisol-
mangel wird nun offensichtlich. Das bedeutet, dass eine Nebennierenunterfunktion dann erst richtig in Erscheinung tritt, wenn dem
Patienten bei gleichzeitig bestehender Schilddrüsenunterfunktion
die Einnahme von Schilddrüsenhormon empfohlen wird. Ganz im
Vordergrund stehen dabei Herzbeschwerden wie Herzklopfen,
Herzstolpern, Herzrasen und ein Druckgefühl im Brustkorb. Die
Patienten sind sehr beunruhigt, denn sie fühlen sich vorübergehend
noch schlechter als vor der Behandlung. Bei diesen Patienten sollte
dann immer zuerst eine Verbesserung der Nebennierenfunktion
angestrebt werden, bevor die Dosierung der Schilddrüsenhormone
weiter gesteigert wird. Das kann aber Wochen und Monate dauern.
Die Erfolgsrate ist gut. Es gelingt immer, nach einiger Zeit schließlich die Schilddrüsenunterfunktion zu beseitigen.

Nebennieren und Kryptopyrrolurie

Bei Menschen, die an einer Nebennierenunterfunktion leiden, lässt sich meist eine erhöhte Ausscheidung von Kryptopyrrol im Urin nachweisen. Dies wird als Kryptopyrrolurie, abgekürzt KPU, bezeichnet.

Kryptopyrrol entsteht bei der Bildung von Hämoglobin, das für den Transport von Sauerstoff benötigt wird. Es ist eigentlich für den Körper wertlos. Als „Abfallprodukt" wird Kryptopyrrol über die Nieren ausgeschieden. Durch Anlagerung an das Molekül werden gleichzeitig auch Zink, Vitamin B6 und Mangan mit ausgeschieden. Dieser Substanzverlust kann nicht durch eine normale Ernährung ausgeglichen werden.

Mithilfe von Kryptopyrrol kann der Körper seine Leistungsfähigkeit an die vorhandene Energiesituation anpassen. Mithilfe des Kryptopyrrols reguliert der Körper seinen Energiestoffwechsel. Steht zu wenig Energie zur Verfügung, entsteht mehr Kryptopyrrol und Zink, Vitamin B6 und Mangan werden verstärkt ausgeschieden.

Es wird geschätzt, dass bei etwa 10 % der Bevölkerung Kryptopyrrol erhöht im Urin nachweisbar ist. Dabei können viele dieser Menschen jedoch völlig ohne Symptome sein. Frauen sind viel häufiger betroffen als Männer. Das Verhältnis beträgt etwa 8:1. Kryptopyrrolurie tritt familiär gehäuft auf.

Wie wird KPU im Labor festgestellt?

Für die Urinuntersuchung werden 10 ml frischer morgendlicher Urin benötigt, der in ein Spezialröhrchen eingefüllt wird, das Vitamin C als Stabilisator enthält. Der Urin muss spätestens nach 5 Tagen untersucht werden. Alle Vitamin-B-Präparate und Zink müs-

sen eine Woche vorher abgesetzt werden, weil sonst das Messergeb-
nis zu niedrig ausfallen kann (falsch negativ). Die Messung erfolgt
mit einem UV-Photometer bei 540 nm Wellenlänge. Ein Wert über
15 µg/dl ist pathologisch.

Welche Symptome sprechen für KPU?

KPU ist verantwortlich für eine Vielzahl von Beschwerden und Symptomen. Nicht alle müssen zutreffen. Hier eine Zusammenstellung.

Äußeres Erscheinungsbild

Das Gesicht ist blass, manchmal zeigt sich auch ein gelblicher
Schimmer. Es wird über Juckreiz am Körper berichtet. Das Gesicht
wird auch in der Sonne nicht braun gefärbt – im Gegensatz zu den
Oberarmen, die durchaus gebräunt sein können. Dadurch wird der
Unterschied der Hautfarbe noch deutlicher. Sonnenlicht wird allgemein schlecht vertragen, ebenso grelles Licht. Das Gesicht ist etwas
aufgedunsen mit Schwellungen im Bereich der Wangen und um die
Augen. Es fallen Augenringe auf. Scheinbar liegen die Augen tiefer in den Augenhöhlen. Die Schneidezähne sind betont und liegen
eng zusammen. Der Zahnschmelz ist weich und oft sind die Zähne
kariös. Die Lippen sind blass und die Bindehäute der Augen sind
hell. An der Haut sind Bindegewebsstreifen (Striae) wie nach einer
Schwangerschaft zu sehen, z.B. an Oberschenkeln, Brüsten und
Hüften. Die Fingernägel weisen weiße Flecken auf. Die Haare sind
oft licht und es wird über Haarausfall berichtet. Manchmal besteht
ein süßlicher Körpergeruch, der an Azeton erinnert. Akne, Ekzeme
und Schuppenflechte kommen gehäuft vor.

Bewegungsapparat

Die Gelenke sind allgemein überbeweglich (Hypermotilität). Arme,
Hände und Finger können überstreckt werden. Eine Besonderheit
ist, dass der Daumen so weit überstreckt werden kann, dass er bis
zur Innenseite des Unterarmes reicht, wo normalerweise der Puls
gemessen werden kann. Im späteren Leben tritt allerdings dann

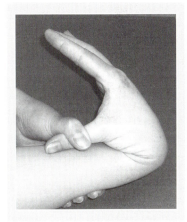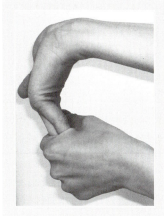

Überbewegliche Gelenke

eine zunehmende Steifheit der Gelenke ein, vor allem im Knie- und Beckenbereich. Die Muskulatur ist schwach, der Muskelaufbau ist verringert – vor allem Arme und Rumpf sind betroffen. Die Beinmuskulatur ist besser als die Armmuskulatur entwickelt. Da rasch eine Überforderung des Bewegungsapparates eintritt, klagen die Patienten oft über Muskel- und Gelenkschmerzen, die uncharakteristisch sind und bisher schlecht auf eine konventionelle Therapie angesprochen haben.

Magen- und Darmbeschwerden

Magen- und Darmbeschwerden sind häufig. Sehr oft wird berichtet, dass schon kurze Zeit nach dem Essen der Bauch aufgebläht ist und schmerzt. Übelkeit, vor allem morgens, ist häufig. Durchfall und Verstopfung wechseln sich ab. Auch über verstärkten Mundgeruch wird geklagt. Eine vegetarische Ernährung wird oft bevorzugt, weil Fleisch nicht vertragen wird.

Herz-Kreislauf-Erkrankungen

Ob der meist erhöhte Homozysteinspiegel zu einer Häufung von
Herz-Kreislauf-Erkrankungen führt, ist bisher nicht geklärt.

Menstruationsbeschwerden, Schwangerschaftsprobleme, Potenzstörungen

Frauen berichten häufig über eine unregelmäßige Menstruation,
klagen über prämenstruelle Syndrome wie vermehrte Reizbarkeit,
Konzentrationsstörungen, Spannungsgefühl der Brüste, der Füße
und Hände und Schmerzen im Unterbauch. Schwangerschaftserbre-
chen tritt gehäuft auf. Die Fruchtbarkeit ist herabgesetzt. Schwan-
gerschaftskomplikationen sind häufiger als bei gesunden Frauen.

Psychische und psychosomatische Störungen

Eine Verschlechterung des Gedächtnisses, vor allem des Kurzzeit-
gedächtnisses, wird sehr häufig beobachtet. Die Patienten können
sich nicht mehr an ihre Träume erinnern. Vor allem Gehörtes können sich die Patienten schlecht merken. Dies führt dazu, dass im
Gespräch immer wieder Zwischenfragen gestellt werden, um das
Gehörte besser behalten zu können. Auch das Namensgedächtnis
ist schlecht. Die Konzentrationsfähigkeit ist herabgesetzt. Die Stimmungslage ist häufig depressiv. Diese Menschen wirken erschöpft.
Unter Stressbelastung verstärken sich die Leistungsdefizite. Ängste
und Panik nehmen zu. Die Folge ist meist ein Rückzug vom ge-
sellschaftlichen Leben. Beschrieben sind auch psychotische Störungen, Halluzinationen und Schizophrenie. Kinder können hyperaktiv
sein. Andererseits sind diese Menschen kreativ und originell.

Störungen des Immunsystems

Infekte der oberen Luftwege und Blasenentzündungen bei Frauen
kommen gehäuft vor. Bei Kindern sind wiederkehrende Mittelohr-
entzündungen vorherrschend.

Medikamentenunverträglichkeit

Viele Medikamente werden schlecht vertragen und die Patienten reagieren stark mit Nebenwirkungen. Falls Medikamente unbedingt erforderlich sind, muss die Dosis reduziert werden. In der Regel auf 25 % der sonst üblichen Dosierung. Sogenannte porphyrinogene Stoffe sollten vermieden werden.

Schilddrüsenunterfunktion

Viele Patienten mit KPU leiden an einer Schilddrüsenunterfunktion, wodurch die Beschwerdesymptomatik weiter verstärkt wird.

Ist KPU heilbar?

Die Symptome von KPU können durch die Einnahme von Mikronährstoffen deutlich vermindert oder sogar vollständig beseitigt werden. Vitamin B6, Zink und Mangan müssen dem Körper zugeführt werden. Die vollständige Rückbildung der Symptome kann allerdings Monate dauern und ist abhängig vom Lebensalter. Bei Kindern werden oft sehr rasche Verbesserungen beobachtet.

Therapiebaustein – Änderung der Lebensgewohnheiten

Die Therapie der Nebennierenunterfunktion steht auf drei Säulen:
- Änderung der Lebensgewohnheiten
- Ernährung
- Mikronährstoffe und Medikamente

Schon in den zwanziger Jahren des letzten Jahrhunderts wusste man, dass am Anfang der Therapie eine Änderung der Lebensgewohnheiten stehen muss, weil sonst alle weiteren Maßnahmen nicht zum Erfolg führen werden.

Die Änderung der Lebensgewohnheiten ist sehr wichtig. Stressfaktoren müssen zuerst entdeckt, dann vermindert und wenn möglich ganz beseitigt werden.

Dazu ist es hilfreich, wenn Sie ein Blatt Papier nehmen und zwei Spalten anlegen. Der ersten geben Sie die Überschrift „gut für mich", über die zweite Spalte schreiben Sie „schlecht für mich". Gut bezieht sich auf Ihr Wohlbefinden. Gut ist alles, was Ihre Gesundheit verbessert, angenehm ist und Sie glücklich macht. Schlecht ist alles, was Ihren Gesundheitszustand verschlechtert, Sie unglücklich macht und Ihnen Energie nimmt.

Versuchen Sie, möglichst präzise zu sein. Wenn Sie Ihre Arbeit eigentlich gerne machen, aber der Zeitdruck ungeheuerlich ist, dann schreiben Sie Arbeit in die „Gut-Spalte" und „Zeitdruck bei der Arbeit" in die „Schlecht-Spalte". Überprüfen Sie Ihre Liste von Zeit zu Zeit, ob Änderungen aufgetreten sind. Hilfreich ist es auch, eine Reihenfolge aufzustellen, was besonders wichtig ist. Das schreiben Sie ganz oben auf Ihre Liste. So erhalten Sie die „Top 5".

Jetzt werfen Sie einen Blick auf die Nummer 1 der „Schlecht-Liste". Dieser Punkt beeinflusst Ihre Lebensqualität erheblich. Überlegen Sie, wie Sie dieses Problem beseitigen können. Machen Sie einen Plan. Schreiben Sie ihn auf. Legen Sie diesen Plan an eine Stelle in Ihrer Wohnung, wo Sie ihn öfter am Tag sehen.

Wo sind Ihre Energieräuber? Was macht Sie besonders müde? Eine bestimmte Person? Ein bestimmtes Gebäude? Eine bestimmte Arbeit? Eine bestimmte Situation? Das gilt es herauszufinden.

☺ gut für mich	☹ schlecht für mich

Bei einem Fass, das Löcher hat, muss ständig Wasser nachgefüllt werden, weil es dauernd verloren geht. Je mehr Löcher ein Fass hat und je größer diese Löcher sind, umso mehr geht verloren. Genau so wirken Energieräuber. Also gilt es, die Löcher zu verstopfen oder die Energieräuber auszuschalten. Nur so können wieder Energiereserven aufgebaut werden. Aber sie müssen erst erkannt werden. Nehmen Sie also noch ein weiteres Blatt Papier zur Hand und schreiben Sie „Energieräuber" als Überschrift. Darauf schreiben Sie alle Energieräuber auf. Wahrscheinlich sind das die gleichen Punkte, die in der Spalte „schlecht für mich" stehen.

Es können Menschen sein, die Ihnen die Energie rauben. Sie machen Sie lustlos, frustriert, hilflos, ärgerlich und müde. Es kann jemand aus Ihrer Familie oder an Ihrer Arbeitsstelle sein. Wichtig ist zu wissen, dass diese Menschen nicht ahnen, wie sie auf Sie wirken. Wichtig für Sie ist es, diese Zusammenhänge zu erkennen. Es kann auch sein, dass diese Menschen nicht immer so auf Sie wirken, manchmal fühlen Sie sich gut in deren Anwesenheit. Das macht die Sache natürlich noch komplizierter. Von nun an bestimmen Sie, wie der Kontakt mit diesen Leuten aussieht.

Anders sieht es aus, wenn mit diesen Menschen eine Verbindung besteht, ein Familienangehöriger oder der Lebenspartner. Versuchen Sie, ihm mitzuteilen, wenn er zum Energieräuber wird, versuchen Sie ihn zu stoppen. Möglicherweise müssen Sie über Ihre Partnerschaft nachdenken. Niemand darf Ihnen Ihre Energie wegnehmen!

Umgebung und Ernährung müssen überprüft werden. Ist der Arbeitsplatz zu hell oder zu laut, zu heiß oder kalt? Gibt es unangenehme Gerüche? Vielleicht vertragen Sie bestimmte Nahrungsmittel nicht? All das kann Ihnen einen Teil Ihrer Energie rauben.

Angenommen, Sie haben einen Energieräuber erkannt, was können Sie dann tun? Sie haben grundsätzlich drei Möglichkeiten:
1. Sie können versuchen, die Situation zu ändern.
2. Sie können sich ändern und sich anpassen.
3. Sie können gehen und das Problem hinter sich lassen.

Reframing

Eine Methode, die Ihnen helfen kann, negative Situationen zu ändern, ist das Reframing.

Das Reframing (Umdeutung) ist eine Methode aus der Psychotherapie und des neurolinguistischen Programmierens. Menschliche Denkmuster, Zuschreibungen und Erwartungen weisen in der Regel einen Rahmen (frame) auf, eine Ordnung, nach der Ereignisse interpretiert und dann wahrgenommen werden. Entweder ist das Glas halb voll oder halb leer. Obwohl scheinbar das Gleiche bezeichnet wird, sind der Akzent und die Bedeutung jeweils unterschiedlich, weil einmal ein eher positiver und das andere Mal ein eher negativer Rahmen gesetzt wird. Gelangt man aus der Sicht des halb leeren zur Sicht des halb vollen Glases, so hat ein Reframing, eine Umdeutung, stattgefunden. Es ist schwer zu sagen, wer diese Methode als erster angewandt hat, da das Prinzip schon existierte, bevor man es als solches explizit benannt hat. Ein Beispiel dafür stellt das positive Denken dar, bei dem die Ereignisse des Lebens aus einem positiven Blickwinkel betrachtet werden.

Hier ein Beispiel, eine Geschichte:

Eines Tages nahm ein Mann seinen Sohn mit aufs Land, um ihm zu zeigen, wie arme Leute leben. Vater und Sohn verbrachten einen Tag und eine Nacht auf einer Farm einer sehr armen Familie. Als sie wieder zurückkehrten, fragte der Vater seinen Sohn: „Wie war dieser Ausflug?" „Sehr interessant!" antwortete der Sohn. „Und hast du gesehen, wie arm Menschen sein können?" „Oh ja, Vater, das habe ich gesehen." „Was hast du also gelernt?" fragte der Vater. Und der Sohn antwortete: „Ich habe gesehen, dass wir einen Hund haben und die Leute auf der Farm haben vier. Wir haben einen Swimmingpool, der bis zur Mitte unseres Gartens reicht, und sie haben einen See, der gar nicht mehr aufhört. Wir haben prächtige Lampen in unserem Garten und sie haben die Sterne. Unsere Terrasse reicht bis zum Vorgarten und sie haben den ganzen Horizont."

Und noch ein Beispiel:

Sie hatten gestern im Schaufenster ein paar Schuhe gesehen, die Ihnen gefallen haben. Voller Vorfreude gehen Sie heute in den Laden, aber die Schuhe gibt es nicht mehr in Ihrer Größe. In einer ersten Reaktion sind Sie enttäuscht und Sie ärgern sich. Dieses Gefühl können Sie nun beibehalten und mit ihm weiter den Tag gestalten, der dann sehr wahrscheinlich eine davon beeinflusste Richtung nehmen wird; es wird ein mieser Tag. Oder aber Sie nehmen Ihren Frust kurz wahr und entscheiden sich dann, sich nicht länger darüber zu ärgern. Stattdessen sagen Sie sich, dass Sie gerade Geld gespart haben, denn eigentlich hatten Sie die Schuhe auch nicht wirklich gebraucht. Sie werden auf diese Weise sicher anders in den Tag gehen. Sie haben den Umständen bewusst eine Bedeutung gegeben, die Sie unterstützt und nicht behindert.

Reframing bedeutet, einer Sache, einer Situation einen anderen, neuen Rahmen zu geben. Anders ausgedrückt, eine Situation oder einen Zustand durch eine andere Brille sehen. Aber Reframing bedeutet nicht, alles durch die rosarote Brille zu sehen oder sich resignierend zurückzulehnen mit dem Satz: „Anderen geht es noch viel schlechter, was soll's", sondern im Gegenteil: Durch eine neue, positive Umdeutung der Situation werden neue Kräfte zum Handeln entwickelt.

Reframing heißt also:
– Eine Krise oder kritische Situation als Chance zu begreifen.
– Positive Aspekte an einem Problem zu entdecken und sie für sich selbst nutzbar zu machen.
– Problematisches Verhalten erst einmal im Kopf in einen neuen Rahmen zu stellen, um zu prüfen, ob sich dadurch – von einem anderen Standpunkt aus betrachtet – bisher nicht gesehene, nützliche Aspekte ergeben könnten.

Entspannung

Eine andere Möglichkeit, Stress abzubauen und eine weitere Schwächung zu verhindern, ist der Versuch, eine Entspannung herbeizuführen. Es bedeutet nicht Schlafen, Rasten oder Spaß haben. Entspannung ist ein Zustand, der den Körper vor zuviel Stress schützt. Bei der Entspannung kommt es zu Veränderungen im autonomen Nervensystem. Je besser die Entspannung gelingt, desto stärker kommt es zu einem Überwiegen des Parasympathikus gegenüber dem Sympathikus. Atmung, Puls und Sauerstoffverbrauch gehen zurück, die Muskeln entspannen sich und der Blutdruck fällt ab. Auch die Stimulation der Nebennieren geht zurück, sodass sie sich erholen können. Alle Organe reagieren in dieser Phase weniger auf

Stresshormone. Sie sollten mindestens eine Entspannungsmethode erlernen. Hierzu gibt es viel Literatur und Übungsmöglichkeiten, z. B. bei einer Volkshochschule.

Kohärenz

Bei Stresszuständen, Angstzuständen und Depressionen wird der Rhythmus des Pulses unregelmäßig, wie in einem früheren Kapitel beschrieben wurde. Wohlbefinden führt zu gleichmäßigen Pulsveränderungen. Der Wechsel zwischen Beschleunigung und Bremsen verläuft gleichmäßig. Dieser Vorgang wird als Kohärenz bezeichnet. Kohärenz bedeutet für den Körper Energieeinsparung. Im alltägli-

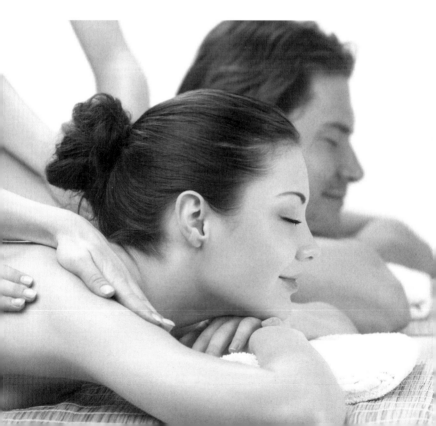

chen Leben empfinden wir dies als Zustand, in dem wir ganz natürlich und ohne jegliche Anstrengung auf Ideen kommen. Ohne lange
nachzudenken, fallen uns die richtigen Worte ein, um das, was wir
sagen wollen, zum Ausdruck zu bringen. In diesem Zustand sind
wir bereit, uns auf Unvorhergesehenes einzulassen, da sich unser
Körper in einem optimalen Gleichgewicht befindet. Wir sind allem
gegenüber offen und können Lösungsmöglichkeiten für Probleme
entwickeln. Es gibt ein Computerprogramm zur Messung der Herz-
kohärenz. Damit kann man nachweisen, dass das Herz auf den Ge-
fühlszustand reagiert. Doch auch ohne Computer ist es möglich,
sich in einen Zustand der Kohärenz zu versetzen und die positive
Wirkung zu spüren.

Wie bei allen Entspannungstechniken besteht der erste Schritt
darin, die Aufmerksamkeit nach innen zu lenken. Am besten gelingt
dies, wenn Sie zuerst mehrmals langsam und tief einatmen. Dadurch
wird der Parasympathikus angeregt. Um eine möglichst nachhaltige
Wirkung zu erzielen, sollten Sie jeden Atemzug bis zum Ende des
Ausatmens bewusst vollziehen und einige Sekunden Pause einlegen,
ehe Sie weiteratmen.

Damit Sie das Maximum an Kohärenz erzielen, müssen Sie nach
etwa zehn Sekunden Ihre Aufmerksamkeit gezielt auf die Herz-
gegend richten. Bei diesem zweiten Schritt stellen Sie sich am besten vor, Sie atmen durch das Herz (oder die Brust). Versuchen Sie
sich diesen Vorgang bildlich vorzustellen. Machen Sie sich klar, wie
durch das Atmen der Sauerstoff durch Ihr Herz „fließt".

Beim dritten Schritt spüren Sie die Wärme, die Ihre Brust erfüllt.
Dies wirkt sich auf das emotionale Gehirn aus und das autonome
Nervensystem stabilisiert sich.

Ein paar weitere, einfache Übungen:

Bauchatmung

Das ist die natürlichste Form der Atmung. Die Luft erreicht dadurch auch die tiefer gelegenen Abschnitte der Lunge und die Sauerstoffsättigung steigt an. Die Entspannung erfolgt rasch. Reservieren Sie zehn Minuten, in denen Sie nicht unterbrochen werden. Es geht im Sitzen oder im Liegen. Legen Sie die Handinnenflächen auf den Unterbauch unterhalb des Nabels. Schließen Sie die Augen und achten Sie auf Ihre Atmung ohne sie zu ändern. Hören Sie auf das Atemgeräusch, fühlen Sie den Atemstrom an Ihrer Nase und am Brustkorb und achten Sie darauf, wie er bis nach unten reicht. Es ist, wie wenn Sie einen Ballon im Unterbauch unter Ihren Händen hätten. Wenn Sie einatmen, dehnt sich der Ballon aus, wenn Sie ausatmen, entweicht die Luft. Bitte achten Sie darauf, dass sich nicht der Brustkorb hebt, sondern der Bauch. Durch die Nase zu atmen ist besser als durch den Mund. Das sollten Sie mindestens fünf Minuten machen. Übrigens, als Baby haben Sie so geatmet.

Atemverlangsamung

Das ist eine sehr einfache, aber durchaus effektive Methode der Entspannung. Sie können sie inmitten einer Arbeit anwenden. Immer, wenn Sie merken, dass Sie angespannt sind, dann achten Sie einfach darauf, wie Sie atmen. Menschen unter Stress halten oft die Luft an, atmen flach oder stoßartig. Versuchen Sie jetzt Ihren Bauch zu entspannen und verlangsamen Sie Ihre Atmung. Achten Sie besonders auf Ihre Ausatmung. Sie können dazu sprechen und „langsam" sagen.

Beim Ausatmen rückwärts zählen

Sie beginnen wieder mit der Bauchatmung, nachdem Sie sich einen bequemen Platz gesucht haben. Jedes Mal, wenn Sie ausatmen, zählen Sie rückwärts beginnend mit 5 bis 1. Machen Sie das fünf Minuten lang.

Affirmationen

Das sind positive Worte oder Sätze, die helfen sollen, das Unterbewusstsein zu ändern. Affirmationen sollten immer positiv formuliert werden. Ein Beispiel der jüngeren Geschichte ist der Satz „Yes, we can" (zu Deutsch etwa: „Wir schaffen es!"), den der damalige US-Präsidentschaftskandidat Barack Obama als Slogan seiner Partei für die Präsidentschaftswahl in den Vereinigten Staaten 2008 verwendete. Kurze Wort wie „Ruhe" oder „Friede" können eine Entspannung herbeiführen. Besonders dann, wenn diese Worte mit dem Ein- oder Ausatmen verknüpft werden.

Progressive Relaxation, Tiefenmuskelentspannungstraining nach Jacobson

Dies ist eine sehr gute Übung zum Stressabbau. Die Übungen dauern 10 bis 20 Minuten. Am besten, Sie legen sich auf den Boden. Progressive Muskelentspannung hat das Ziel, ein Gefühl für Anspannung und Entspannung (Relaxation) zu bekommen. Das Prinzip beruht darauf, Muskeln zunächst anzuspannen, die Anspannung kurz zu halten und dann zu entspannen. Man beginnt mit einer Muskelgruppe. Wo Sie beginnen, ist weniger bedeutend. Am Anfang ist es an den Armen aber oft am einfachsten, da wir mit dem willentlich kontrollierten Anspannen dort am besten vertraut sind. Sie sollten sich möglichst mit geschlossenen Augen auf die Wahrnehmung der Anspannung und die dann folgenden Entspannung in bestimmten Muskelgruppen konzentrieren. Zunächst beginnen Sie mit der Anspannung einer Muskelgruppe (z. B. Ballen der Hand zur Faust), halten sie für 5 bis 7 Sekunden an und lockern dann. Dann für 30 bis 40 Sekunden die Veränderungen bewusst wahrnehmen. Es werden 16 Muskelgruppen nacheinander einzeln angespannt. Man hält die Spannung und entspannt dann wieder ganz bewusst. So kommt es zum aktiven Wahrnehmen von allen Spannungszuständen. Es muss regelmäßig geübt werden, dadurch wird eine bessere Körperwahrnehmung erreicht und Verspannungen werden frühzeitig erkannt und beseitigt. Die progressive Muskelentspannung ist leichter erlernbar als das autogene Training, denn man benötigt kein ausgeprägtes Vorstellungsvermögen; sie ist auch geeignet für aktive und unruhige Menschen.

Autosuggestion

Dieser Lehre zufolge können wir alle unser seelisches und körperliches Befinden dadurch erheblich steigern, dass wir uns selbst bestimmte gesundmachende Suggestionen (Autosuggestionen) vorsagen. In jedem von uns ist ein riesiges Reservoir an Selbstheilungskräften, die wir durch gezielte Suggestionen zu unserem Wohl freisetzen können. Die wohl berühmteste Autosuggestionsformel von *Coué* lautet: „Es geht mir in jeder Hinsicht von Tag zu Tag immer besser." Durch Ihre Gedanken und Vorstellungen (Autosuggestionen) können Sie Ihren Körper zum Guten, aber auch zum Schlechten beeinflussen. Sie haben durch die Wahl Ihrer Gedanken die Macht, Ihre Gesundheit zu erhalten oder sich von Krankheiten zu befreien. Stellen Sie sich einen Ort vor mit einem friedlichen Teich. Alles erscheint leicht und sämtliche Belastungen fallen von Ihnen ab. Dahin ziehen Sie sich zurück, atmen ruhig und finden wieder Stabilität.

Zeit ohne Termine

Wenigstens einmal in der Woche, besser jeden Tag, sollten Sie eine gewisse Zeit reservieren, die Sie ohne Termine verbringen. Machen Sie in dieser Zeit etwas, worauf Sie gerade Lust haben. Ohne Druck von außen. Sie sollten in dieser Zeit aber weder fernsehen noch schlafen. Gehen Sie in die Natur! Es ist eine Pause, die Ihnen hilft, sich zu regenerieren.

Schlaf

Ein gesunder Schlaf ist sehr wichtig für die Regeneration. Leider leiden viele Menschen mit Nebennierenunterfunktion an Schlaflosigkeit. Sie sollten im Bett sein und schlafen, bevor der Tiefpunkt der Kortisoltagesproduktion um 23 Uhr erreicht wird. Wenn Sie länger wach bleiben, dann werden Ihre Nebennieren noch weiter erschöpft. Das bedeutet, dass Sie spätestens um 22.30 Uhr zu Bett gehen sollten.

Für Menschen mit einer Nebennierenunterfunktion scheint der Schlaf zwischen 7 und 9 Uhr morgens besonders erholsam zu sein. Wenn es möglich ist, dann sollten Sie diese Zeit zum Schlafen nützen. Normalerweise steigt der Kortisolspiegel ab 6 Uhr deutlich an, sodass sich die meisten nach dem Aufstehen deutlich besser fühlen. Es gibt Menschen, deren Vorrat an Glukose in der Nacht so gering ist, dass sie daran aufwachen, meist nachts zwischen 1 und 3 Uhr. Es fehlt die Glukose aus der Leber. Diese Menschen bekommen dann auch Ängste oder Panikattacken. Diese Menschen sollten vor dem Schlafengehen eine Scheibe Vollkornbrot mit Käse oder Wurst essen. Sie können leicht den Kortisolspiegel in der Nacht mit einem Speicheltest überprüfen.

Tipps:
– Gehen Sie spätestens um 22.30 Uhr zu Bett und schlafen Sie bis 8 Uhr.
– Entspannungsübungen am Tag verbessern auch den Nachtschlaf
– Vermeiden Sie Kaffee oder koffeinhaltige Getränke.
– Hören Sie auf, nach 20 Uhr am Computer zu arbeiten oder fernzusehen.
– Machen Sie abends eine Entspannungsübung.
– Schlaffördernde Medikamente sind Melatonin in niedriger Dosis oder L-Tryptophan.

Während des Tages können Sie Ruhepausen einlegen. Legen Sie sich 15 bis 30 Minuten hin und ruhen Sie sich aus.

Körperliches Training

Sicherlich haben Sie nicht viel Lust auf Bewegung, wenn Sie an einer Nebennierenunterfunktion leiden. Trotzdem hier ein paar Tipps. Leichte körperliche Bewegungen oder Gymnastik verbessern viele Körperfunktionen und vermindern depressive Verstimmungen. Machen Sie nur so viel, wie Ihnen gut tut. Wenn Sie hinterher zu erschöpft sind, dann reduzieren Sie die Übungen. Wichtig ist, dass es Ihnen Spaß macht. Die Kapazität der Lunge nimmt zu, der Muskeltonus steigt an und die Beweglichkeit der Gelenke verbessert sich. Allerdings sollte kein erneuter Stress für Sie entstehen.

Therapiebaustein – Ernährung

Die zweite Säule der Therapie ist die richtige Ernährung. Eine falsche Ernährung ermöglicht keine wesentliche Verbesserung des Befindens. Dem Körper fehlen wichtige Stoffe, die unbedingt zugeführt werden müssen. Die Qualität der Nahrung ist wichtig.

Das Kortisol der Nebennieren hält den Blutzucker in einem Bereich, der für eine ausreichende Energieversorgung des Körpers notwendig ist. Bei einer Nebennierenunterfunktion sinkt der Blutzucker ab. Es ist deshalb für Sie wichtig, wann und was Sie essen. Ein niedriger Blutzucker bedeutet Stress für Ihren Körper und für Ihre Nebennieren. Das regelmäßige Essen ist wichtig, um zu verhindern, dass der Blutzucker zu weit abfällt, weil sonst vermehrt Kortisol ausgeschüttet werden muss, welches dann dem Körper fehlt. Sie dürfen jetzt keine Diäten zum Abnehmen mehr machen, bei denen lange Intervalle ohne Essen vorgeschrieben sind und ganz auf Kohlenhydrate verzichtet wird. Wahrscheinlich haben Sie sich bisher noch nie über die Qualität Ihres Essens Gedanken gemacht. Nun ist es wichtig und Sie müssen damit beginnen. Fast Food, viel Cola und Kaffee sind nun tabu.

Welche Grundbestandteile enthält die Nahrung?

Die Nahrung besteht aus Energieträgern, Nähr- und Faserstoffen. Die Energieträger werden in Eiweiße, Kohlenhydrate und Fette unterteilt; Nährstoffe sind Vitamine und Mineralien, die der Körper selbst nicht aufbauen kann. Faserstoffe bestehen meist aus unverdaulichen Pflanzenbestandteilen.

Eiweiße

Eiweiße bestehen aus Aminosäuren. Einige Aminosäuren können vom Körper nicht gebildet werden und müssen deshalb mit der Nahrung zugeführt werden. Sie werden als essenziell bezeichnet. Der erwachsene Mensch sollte täglich 50 bis 60 g Eiweiß zuführen. Am hochwertigsten ist tierisches Eiweiß in Fleisch, Fisch, Eiern und Milch. Pflanzeneiweiß außer Soja gilt als weniger hochwertig, weil darin weniger essenzielle Aminosäuren enthalten sind. Die Qualität pflanzlicher Eiweiße kann durch die gleichzeitige Zufuhr von Nüssen und Samen verbessert werden, durch industrielle Bearbeitung von Lebensmitteln wird sie vermindert. Manche Menschen haben Probleme mit der Eiweißverdauung. Meist sind es Menschen, die gleichzeitig an KPU leiden. Eine Behandlung mit Zink, Vitamin B6 und Mangan verbessert den Stoffwechsel. Vegane Ernährung, also das strikte Weglassen tierischer Lebensmittel, verzögert die Erholung von Patienten mit einer Nebennierenunterfunktion. Wenn Sie gewohnt sind, sich vegetarisch zu ernähren und gleichzeitig an einer Nebennierenunterfunktion leiden, dann sollten Sie Ihren Speiseplan erweitern durch Eier, Miso-, Algenprodukte und Joghurt in Kombination mit Bohnen, Körnern und Nüssen. Obwohl Milchprodukte wie Käse und Joghurt ausgezeichnete Eiweißlieferanten sind, vertragen doch einige Menschen wegen einer Allergie oder wegen einer Milchzuckerunverträglichkeit diese Nahrungsmittel nicht.

Kohlenhydrate

Das wichtigste Kohlenhydrat ist die Stärke. Sie gehört zu den komplexen Kohlenhydraten, weil sie aus vielen Zuckermolekülen besteht, sodass der Körper einige Zeit braucht, bis er die einzelnen Zuckermoleküle abgespalten und aufgenommen hat, wodurch der Blutzuckerspiegel nicht zu schnell ansteigt. Hauptquellen für Stärke sind Getreide, Kartoffeln, Mais und Reis. Einfache Kohlenhydrate werden rasch aufgenommen und führen zu einem schnellen Anstieg des Blutzuckers, was für den Körper ungünstig ist. Der sogenannte glykämische Index gibt Auskunft darüber, wie schnell ein Kohlenhydrat den Blutzuckerspiegel erhöht. Die Werte reichen von 1, dem langsamsten Anstieg, bis 100, der schnellsten Steigerung, die der Zufuhr reinen Traubenzuckers entspricht. Den glykämischen Index verschiedener Lebensmittel finden Sie in der nachfolgenden Tabelle.

Sorte	Lebensmittel	Glykämischer Index
Hülsenfrüchte	Kidneybohnen	33
	Rote Linsen	27
	Soja	14
Brot	Pumpernickel	49
	Weißbrot	69
	Weizenvollkornbrot	72
Getreide	Kleie	54
	Cornflakes	83
	Haferflocken	53
	Puffreis	90
	Weizenmehl	70
	Reis	70
Obst	Äpfel	38
	Bananen	61
	Orangen	43
	Erdbeeren	32
Milchprodukte	Milch, Joghurt	34–38
Teigwaren	Nudeln	38
Kartoffeln	Püree	86
	Kartoffelchips	56
Zucker	Haushaltszucker	64
	Honig	91
	Fruchtzucker	22
	Traubenzucker	100

In der Praxis hat es sich bewährt, die Kohlenhydrate in drei Gruppen einzuteilen:

1. süß oder zuckerhaltig, dazu gehören auch Früchte
2. aus Stärke, vor allem Getreideprodukte
3. ohne Stärke, in der Regel Gemüse

Die süßen Kohlenhydrate findet man in Nahrungsmitteln, die auch süß schmecken, also Honig, Zucker, Sirup, frische oder getrocknete Früchte, Fruchtsaftgetränke, Marmelade, Desserts, Kuchen und Süßigkeiten wie Schokolade. Das sind alles Nahrungsmittel, die den Blutzuckerspiegel rasch anheben, um ihn dann wieder nach etwa einer Stunde abfallen zu lassen, weil der Körper mit einer Insulinausschüttung reagiert. Das sind die Lebensmittel, die Sie vor allem morgens, aber auch später am Tag nicht essen sollten. Menschen mit Nebennierenunterfunktion starten so ihre tägliche Achterbahn, weil sie nach jedem Blutzuckerabfall einen süßen Snack brauchen, um den Blutzuckerspiegel wieder anzuheben. Also bitte morgens keine Süßigkeiten wie Kuchen zum Frühstück essen.

Stärkehaltige Kohlenhydrate findet man in Getreideprodukten, aber auch Kartoffeln gehören dazu. Diese Produkte können bearbeitet, das wird auch als raffiniert bezeichnet, oder unbearbeitet sein. Unbearbeitete Kohlenhydrate enthalten noch alle Nährstoffe

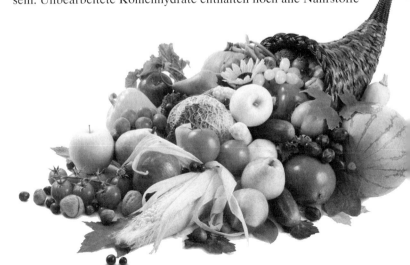

und sind deshalb vorzuziehen. Sie werden auch langsamer abgebaut und liefern somit länger Energie: ungeschälter Reis, Vollkorn, Buchweizen, Haferflocken, ungeschälte Hirse oder Amarant. Eine schonende Zubereitung ist wichtig. Raffinierte Kohlenhydrate haben bei der Herstellung alle Vitamine und Mineralien verloren. Leider werden viele Fertignahrungsmittel aus solchen Produkten hergestellt. Pastaprodukte, weißer Reis, Brot, Kuchen und Gebäck werden meist aus bearbeitetem Getreide hergestellt. Wer sich ausschließlich dadurch ernährt, bekommt Mangelerscheinungen.

Gemüse ist für eine gesunde Ernährung wichtig. Es enthält Vitamine, Mineralien, Antioxidanzien und Faserstoffe. Gemüse sollte zum Mittag- und zum Abendessen gehören. Leider werden Vitamin C und Folsäure durch Kochen zerstört. Anderseits können Mineralien oft durch Kochen besser vom Körper aufgenommen werden. Auch Algen und Sprossen sind sehr empfehlenswert, da sie große Mengen an Mineralien enthalten.

Mit Früchten sollten Sie vor allem morgens vorsichtig sein, wenn Sie an einer Nebennierenunterfunktion leiden. Falls Sie morgens schon Sport treiben oder Gymnastik machen, kann etwas Obst zum Frühstück hilfreich sein. Kortisol und Aldosteron sind durch den Sport angestiegen, sodass die Kaliumzunahme toleriert wird. Früchte sollten ohne chemische Behandlung sein. Die folgende Tabelle unterscheidet Früchte, die Sie bevorzugt essen oder meiden sollten, wenn Sie an einer Nebenunterfunktion leiden:

Empfohlen	Vermeiden
Papayas	Bananen
Mangos	Rosinen
Pflaumen	Datteln
Pfirsiche	Feigen
Kiwis	Orangen
Äpfel	Grapefruits
Kirschen	Trauben

Fette und Öle

Öle und Fette sollten etwa 25 % der Kalorienmenge ausmachen. Wichtig ist dabei ihre Zusammensetzung. Fette bestehen aus Glycerin und Fettsäuren. Fettsäuren sind Kohlenwasserstoffketten unterschiedlicher Länge. Sie haben Einfachbindungen und werden dann als gesättigt bezeichnet, wie z. B. bei Butter, Kokosöl, oder sie haben eine Doppelbindung wie bei Olivenöl, dann heißen sie einfach ungesättigt. Liegen mehrere Doppelbindungen vor wie beim Distelöl, dann spricht man von mehrfach ungesättigten Fettsäuren. Alle haben ihren Platz. Gesättigte Fette lassen sich am besten lagern, ohne ranzig zu werden; sie eignen sich gut zum Backen und Kochen. Bei Zimmertemperatur bleiben sie fest. Einfach ungesättigte Fette lassen sich nicht so stark erhitzen. Sie sind flüssig bei Zimmertemperatur und werden im Kühlschrank fest. Mehrfach ungesättigte Fette sind nicht lange haltbar und werden schnell ranzig. Zum Backen sind sie nicht geeignet, schmecken aber vorzüglich zu Salaten.

Essenzielle Fettsäuren

Bei den mehrfach ungesättigten Fettsäuren gibt es zwei Gruppen. Essenzielle Fettsäuren, die unser Körper selbst nicht herstellen kann und die wir mit der Nahrung aufnehmen müssen, und nichtessenzielle Fettsäuren. Wenn wir die essenziellen Fettsäuren, die manche Tiere und Pflanzen liefern können, nicht bekommen, stellen sich Gesundheitsprobleme ein. Die essenziellen Fettsäuren lassen sich weiter unterscheiden in Omega-3- und Omega-6-Fettsäuren, je nachdem an welcher Stelle des Moleküls die Doppelbindungen angeordnet sind. Omega-3-Fettsäuren kommen überwiegend aus Fischöl von Fischen, die im kalten Wasser leben, wie Lachs und Makrelen, aber sie sind auch in Walnüssen und Leinöl vorhanden. Omega-6-Fettsäuren stammen aus südlicheren Pflanzen wie Sesam, Sonnenblumen oder Disteln. Beide sind sehr wichtig. Diese Öle müssen gekühlt und lichtgeschützt aufbewahrt werden, sonst verlieren sie ihre Wirksamkeit und werden ranzig.

Wann sollten Sie essen?

Ein ganz wichtiger Punkt für Menschen mit Nebennierenunterfunktion ist, dass sie bald nach dem Aufstehen frühstücken. Sie müssen unbedingt vor 10 Uhr essen, denn Ihre Reserven an Zucker sind bis dahin aufgebraucht. Es gibt einen Speicher für Zucker in der Leber und in der Muskulatur. Es kann sein, dass Sie morgens überhaupt keinen Appetit haben; versuchen Sie trotzdem, etwas zu essen.

Essen Sie nicht zu spät zu Mittag. Ideal wäre um 11.30 Uhr. Der nächste Snack wäre dann um 14.30 Uhr fällig, um den typischen Kortisolabfall um 15 Uhr abzufangen. Das Abendessen sollte vor 18 Uhr liegen. Danach kommt ja Ihre beste Tageszeit. Bevor Sie zu Bett gehen, sollten Sie noch etwas zu sich nehmen, damit Sie ruhig schlafen können.

Worauf sollten Sie beim Essen achten?

Menschen, die an einer Nebennierenunterfunktion leiden, sollten eine Kombination von Fett, Eiweiß und Kohlenhydraten als Vollkornprodukte essen. Der Körper wandelt dies in Glukose um. Obwohl der Körper ja Glukose braucht, sollten Sie keinen Zucker essen oder süße Fruchtsäfte trinken, denn damit steigt der Blutzuckerspiegel zu stark an und wird dann durch die vermehrte Ausschüttung von Insulin wieder abgesenkt. Am schnellsten wird Stärke in Zucker umgebaut. Etwas langsamer geht es mit Eiweiß und am langsamsten mit Fett.

Menschen mit einer Nebennierenunterfunktion haben oft ein Verlangen nach Salz. Es ist geradezu typisch, dass diese Menschen überdurchschnittlich viel Salz benutzen. Viele haben gleichzeitig einen niedrigen Blutdruck, der durch die Salzzufuhr wieder ansteigt. Es ist also unbedenklich, mehr Salz zu benutzen. Lassen Sie jedoch immer wieder Ihren Blutdruck messen. Wenn sich Ihre Nebenniere erholt hat, wird das Verlangen nach Salz abnehmen.

Bedenken Sie, dass Kalium, das meist aus Früchten und Gemüse kommt, die Nebennierenunterfunktion verschlechtern kann. Trinken Sie also morgens keinen Frucht- oder Gemüsesaft.

Welche Lebensmittel sollten Sie meiden?

Menschen mit einer Nebennierenunterfunktion haben bedauerlicherweise ein Verlangen nach Süßem, nach Kuchen, Süßigkeiten und süßen Softgetränken. Sie müssen ständig ihren niedrigen Blutzuckerspiegel anheben und diese Lebensmittel tun dies besonders schnell. Aber die Insulinantwort kommt sofort und der Blutzuckerspiegel fällt wieder ab. Es ist wie auf einer Achterbahn. Nach dem Frühstück Kaffeepause um 10 Uhr. Um 11.30 Uhr ist dann wieder der Blutzucker sehr niedrig. Dann kommt das Mittagessen und um 15 Uhr ist wieder ein Tiefpunkt erreicht. Manche trinken ihre süßen Getränke weiter bis zum Abend und sind dann sehr erschöpft. Bitte meiden Sie Süßes aus Weißmehl oder raffiniertem Zucker.

Viele Menschen essen große Mengen an Schokolade. Sie enthält große Mengen an Magnesium, Theobromin, L-Tryptophan und Phenylalanin. Schokolade hat deshalb eine entspannende und stimmungsaufhellende Wirkung. Gleichzeitig führt sie aber in höherer Dosis eher zu einer Überstimulation der Nebennieren und verstärkt die Erschöpfung. Deshalb ist es besser das Magnesium auf anderem Weg zu bekommen, etwa aus Nüssen oder Hülsenfrüchten.

Gehärtetes Fett wie Margarine ist ein großes Problem, weil fast alle industriell erzeugten Lebensmittel damit hergestellt werden. Diese Fette bilden im Körper minderwertige Zellmembranen, besonders bei den Nervenzellen. Dort sollten ja eigentlich die Omega-3-Fettsäuren eingebaut werden. Vermeiden Sie Frittiertes! Auch das wird in gehärtetem Fett erzeugt.

Damit kann man hohe Temperaturen erzeugen und es wird mehrfach benutzt, wodurch es ranzig wird und mehr freie Radikale entstehen.

Vermeiden Sie „Fast Food" generell! Es enthält immer Weißmehl, Zucker und gehärtetes Fett, wenig Mineralien, viele Farbstoffe, Geschmacksverstärker und Konservierungsmittel. Zudem wird es nach der Herstellung zu lange gelagert.

Wie sollen Sie essen?

Vermeiden Sie hektisches Essen im Stehen unter Zeitdruck. Ihr Körper ist dann nicht zur Nahrungsaufnahme bereit. Wichtig ist, dass Sie jeden Bissen 30-mal kauen und ausreichend mit Speichel vermischen. Setzen Sie sich zum Essen hin. Essen Sie öfter kleinere Mahlzeiten als eine große. Damit können Sie den Blutzuckerspiegel besser unter Kontrolle halten.

Was sollen Sie trinken?

Grüner Tee ist gut geeignet. Er enthält etwas weniger Koffein als schwarzer Tee, aber viele Antioxidanzien und Mineralien. Er kann warm und kalt getrunken werden. Empfehlenswert sind auch Früchtetees, von denen es viele Sorten gibt.

Außerdem ist Wasser ein guter Durstlöscher. Informieren Sie sich über die Qualität Ihres Leitungswassers bei Ihrem Gesundheitsamt. Bei Wasser ist zu beachten, dass Menschen mit einer Nebennierenunterfunktion dazu neigen auszutrocknen, und wenn sie dann trinken, kann eine Überwässerung eintreten, weil das Salz fehlt. Geben Sie deshalb in jedes Glas Wasser eine Messerspitze Kochsalz dazu. Das Wasser schmeckt dann leicht salzig. Schon morgens nach dem Aufwachen oder am Nachmittag getrunken, hilft es Ihnen, die Symptome der Nebennierenunterfunktion zu verringern.

Fruchtsäfte sind problematisch, weil sie zu viel Kalium enthalten, sodass Sie nur geringe Mengen trinken sollten. Geben Sie auch hier eine Prise Kochsalz dazu. Trinken Sie aber auf gar keinen Fall morgens Fruchtsäfte oder wenn Sie sich schlecht fühlen. Vermeiden Sie Orangensaft, denn der enthält besonders viel Kalium. Besser sind Gemüsesäfte, die Sie selbst auspressen aus Karotten, Sellerie,

Rote Bete oder Petersilienwurzeln, aber trinken Sie nicht zu viel, auch wenn das Getränk sehr gut schmeckt. Geben Sie auch hier eine Messerspitze Salz hinzu. Auch Tomatensaft wird immer populärer anstelle von alkoholischen Getränken.

Milch, meist Kuhmilch, hat zwei Seiten. Es ist einerseits ein vorzügliches Getränk, kann aber auch neue Probleme hervorrufen. Der Milchzucker, die Laktose, macht vielen Menschen mit einer Nebennierenunterfunktion zu schaffen, weil sie ihn wegen eines Enzymmangels im Dünndarm, eines Laktase-Mangels, nicht aufnehmen können. Wenn Ihr Körper in der Lage ist, Milchzucker aufzunehmen, dann entsteht ziemlich rasch Traubenzucker daraus und es gibt dann dieselben Probleme wie oben beschrieben mit darauf folgenden Unterzuckerungen. Milcheiweiß kann Allergien verursachen und dadurch die Erschöpfung verstärken. Eine Alternative ist Ziegenmilch. Sie enthält weniger Laktose und verursacht weniger Allergien. Sie sollte möglichst frisch sein, dann schmeckt sie am besten.

Reismilch wird fürs Müsli benutzt und kann auch zum Backen und Kochen benutzt werden. Sojamilch hat mehr Eiweiß als Reismilch, kann aber zu Allergien führen. Mandelmilch oder Milch aus Cashew-Nüssen enthält essenzielle Fettsäuren und wird gerne von Menschen mit einer Kuhmilch-Allergie verwendet.

Was sollen Sie nicht trinken?

Schokoladengetränke sollten Sie eher nicht trinken, denn sie enthalten Zucker und das koffeinähnliche Theobromin. Sie belasten damit die Nebennieren.

Auch Kaffee und andere koffeinhaltige Getränke sollten Sie meiden. Wenn Sie dennoch Kaffee trinken, sollten Sie darauf achten, dass er ganz frisch ist und Sie sollten dann immer gleichzeitig etwas essen. Geben Sie etwas Sahne in den Kaffee; das mildert seine negative Wirkung. Trinken Sie am späten Nachmittag keinen Kaffee mehr. Der spät getrunkene Kaffee führt am nächsten Morgen zu einem Mangel an Kortisol.

Alkohol ist eine schwere Belastung für Ihre Nebennieren. Alkohol wirkt wie Zucker und startet die „Blutzucker-Achterbahn", wie sie oben beschrieben wurde. Zunächst stimuliert der Alkohol, dann macht er müde. Falls Sie doch Alkohol trinken, trinken Sie nur wenig und erst, wenn Sie gegessen haben. Das Essen sollte fettreich sein, damit er nur langsam aufgenommen wird. Auch alkoholische Pflanzenauszüge sind problematisch; besser sind wasserlösliche.

Cola sollten Sie nicht trinken. Es enthält große Mengen von Zucker und natürlich Koffein. Auch mit Süßstoffen gesüßt, können diese Getränke problematisch sein.

Nahrungsunverträglichkeiten und Allergien

Menschen mit einer Nebennierenunterfunktion leiden gehäuft an Allergien. Kortisol wirkt entzündungshemmend und unterdrückt allergische Reaktionen. Je weniger Kortisol zur Verfügung steht, desto häufiger kommt es zu Entzündungen und zu einer Verstärkung der Nebennierenunterfunktion, weil nicht schnell genug Kortisol gebildet wird. Die Freisetzung von Histamin spielt dabei eine Rolle. Wenn es gelingt, Allergie auslösende Substanzen aus der Nahrung zu eliminieren, dann kommt es zu einer raschen Erholung der Nebennieren. Allergie auslösend sind vor allem Milch, Weizen, Mais, Soja, Schokolade, Erdnüsse und Tomaten. Das Ausmaß und der Schweregrad von Allergien können sehr variieren – sie können nur ganz schwach in Erscheinung treten oder aber extrem stark. Meist beginnen sie etwa 20 bis 30 Minuten nach der Mahlzeit. Allergien führen über die Histaminausschüttung zu Schwäche, Müdigkeit, Verwirrtheit und Schwindel bis zum Bewusstseinsverlust.

Nahrungsmittelallergien herauszufinden ist oft schwierig und langwierig. Im Blut können IgE-Antikörper gegen Nahrungsmittel nachgewiesen werden. Beobachten Sie Reaktionen auf bestimmte Lebensmittel und schreiben Sie sie auf. Ein Diättagebuch kann dabei hilfreich sein. Schreiben Sie auch auf, wo Sie gegessen haben. Möglicherweise sind Zusatzstoffe für Ihre Beschwerden verantwortlich, die nur in einem bestimmten Restaurant verwendet werden. Eine weitere Möglichkeit ist, alles was Sie essen oder trinken in einer Spalte aufzulisten und die Reaktionen Ihres Körpers in eine Spalte daneben zu schreiben. Überprüfen Sie jede Woche Ihre Aufzeichnungen. Achten Sie ganz besonders, wie es Ihnen morgens nach dem Aufwachen geht. Wenn sie zu diesem Zeitpunkt einen „Kater" haben, aber überhaupt keinen Alkohol zu sich genommen haben, dann haben Sie mit großer Wahrscheinlichkeit ein Lebensmittel nicht vertragen. Trinken Sie sofort ein Glas Wasser mit einer Messerspitze Salz. Normalerweise tritt dann nach einer halben Stunde eine Besserung ein. Versuchen Sie herauszufinden, was Sie am Vortag gegessen haben. Vergleichen Sie diese Tage miteinander und finden Sie die Ursache heraus.

Der Pulstest nach *Arthur F. Coca* kann Ihnen möglicherweise weiterhelfen. Er beruht auf der Tatsache, dass bei einer Nahrungsallergie der Pulsschlag ansteigt. Messen Sie also Ihren Puls bevor Sie mit dem Essen beginnen und dann 30 Minuten nach dem Essen. Dieser Test funktioniert nicht mehr, wenn Ihre Nebennieren bereits zu erschöpft sind, um zu reagieren. Wenn es Ihnen besser geht, tritt wieder eine Reaktion ein. Ein Puls generell unter 84 Schlägen pro Minute oder ein Pulsanstieg von weniger als 16 Schlägen nach dem Essen schließt eine Allergie weitgehend aus.

Wenn Sie ein Lebensmittel entdeckt haben, das Sie nicht vertragen, dann sollten Sie es für mindestens drei Wochen meiden. Ein anschließender Provokationstest ist hilfreich, um weitere Gewissheit zu bekommen, dass es Ihnen tatsächlich nicht bekommt. Essen oder trinken Sie bewusst dieses Lebensmittel, das Sie im Verdacht haben, eine Allergie auszulösen. Machen Sie das am Wochenende oder wenn Sie etwas Zeit haben. Wenn nichts passiert, müssen Sie eventuell noch ein oder zwei Tage den Provokationstest fortführen. Schreiben Sie sich alles genau auf.

Nahrungsmittelunverträglichkeiten müssen nicht immer Allergien sein. Manchmal besteht ein starkes Verlangen nach einem Lebensmittel, obwohl es negative Reaktionen im Körper auslösen kann.

Der Körper benötigt einen Inhaltsstoff aus diesem Lebensmittel und gleichzeitig besteht eine Unverträglichkeit für einen anderen darin enthaltenen Inhaltsstoff. Es wäre wichtig herauszufinden, was der Körper benötigt. Der Schaden durch das weitere Essen ist größer als der Gewinn. Süßigkeiten, Kaffee oder Colagetränke spielen bei Menschen mit einer Nebennierenunterfunktion eine große Rolle.

Therapiebaustein – Mikronährstoffe und Medikamente

Nahrungsergänzungsmittel oder Medikamente spielen eine große Rolle, um eine Regeneration der Nebennieren herbeizuführen. Ganz im Vordergrund steht das Vitamin C.

Vitamin C

Von allen Vitaminen und Mineralien, die den Stoffwechsel der Nebennieren beeinflussen können, ist Vitamin C das wichtigste. Wenn viel Kortisol produziert werden soll, ist viel Vitamin C notwendig. In der Zeit, als Kortisol im Labor noch nicht gemessen werden konnte, wurde stattdessen das Vitamin C im Blut als Indikator für die Nebennierenfunktion benutzt.

Vitamin C ist chemisch Ascorbinsäure und zählt zu den Kohlenhydraten. Seit 1934 kann es künstlich hergestellt werden. Vitamin C zählt zu den wasserlöslichen Vitaminen und wird über die Nieren ausgeschieden. Die meisten Tiere sind in der Lage, in ihrem Körper selbst Vitamin C herzustellen und ihren Eigenbedarf dadurch zu decken. Vitamin C entsteht aus Glukose (Traubenzucker). Der Mensch, aber auch alle Affenarten, haben diese Fähigkeit verloren. Das Organ mit dem höchsten Vitamin-C-Gehalt ist die Nebennierenrinde. Vitamin C wird zum Aufbau zahlreicher wichtiger Verbindungen im Körper benötigt: zur Bildung von Gallensäuren, von Dopamin, Serotonin oder für die Biosynthese von Kollagen. Vitamin C ist ein wichtiger Schutzstoff gegen freie Radikale. Viren und Bakterien werden abgehalten, in den Körper einzudringen. Vitamin C unterstützt auch andere Antioxidanzien wie Glutathion und senkt den Histaminspiegel.

Vitamin C ist beim Aufbau von Kortisol in den Nebennieren beteiligt. Die neuroendokrinen Hormone TRH (Thyreotropin-releasing-

Hormon) und CRH (Kortikotropin-releasing-Hormon) können ohne Vitamin C ihre biologische Aktivität nicht entfalten.

Vitamin C wird schnell durch Oxidation, besonders zusammen mit Kupfer, abgebaut. Schutzstoffe wie Bioflavonoide verhindern dies. Bioflavonoide gehören zu einer Gruppe wasserlöslicher Pflanzenfarbstoffe, auch sekundäre Pflanzenstoffe genannt, die im Stoffwechsel von Pflanzen eine wichtige Rolle spielen. Sie wurden in den 30er-Jahren des 20. Jahrhunderts entdeckt und zeitweilig als Vitamin P bezeichnet. Bioflavonoide der Pflanzen regulieren den Oxidationsstoffwechsel, dem die Pflanze durch die ultraviolette Strahlung des Sonnenlichts ausgesetzt ist. Bioflavonoide verstärken die Wirkung von Vitamin C beim Menschen.

Vitamin C sollte deshalb immer zusammen mit Bioflavonoiden eingenommen werden. Günstig ist es, wenn Bioflavonoide zu Ascorbinsäure im Verhältnis 1:2 vorliegen. Ascorbinsäure wird in der Regel aus Maissirup, seltener aus Rohrzucker oder Zuckerrüben hergestellt, obwohl diese Ausgangsstoffe keine Ascorbinsäure enthalten. Sie sind lediglich das Ausgangsmaterial. Das ist deshalb wichtig, weil es Menschen gibt, die allergisch auf Mais reagieren und deshalb einen anderen Ausgangsstoff benötigen. Weil Vitamin C wasserlöslich ist und deshalb wieder rasch ausgeschieden wird, sollten Sie es mehrmals am Tag einnehmen. Es gibt auch Tabletten mit verzögerter Freisetzung, der Nachteil ist allerdings, dass in diesen Tabletten oft zu wenig Bioflavonoide enthalten sind.

Um herauszufinden, wie viel Vitamin C Sie benötigen, müssen Sie ein kleines Experiment machen. Beginnen Sie mit 500 mg und steigern Sie täglich um 500 mg, bis Sie die Bewegungen Ihres Darms spüren und vielleicht auch etwas Durchfall auftreten kann. Diese eingenommene Menge an Vitamin C müssen Sie nun wieder um 500 mg vermindern, um die erforderliche Menge zu erhalten. Durchschnittlich werden ca. 2000 mg am Tag eingenommen. In Stresssituationen kann sich der Bedarf weiter erhöhen.

Die Einnahme von Vitamin C sollte nicht abrupt abgesetzt werden, weil sonst wieder eine Verschlechterung eintritt. Vitamin C sollte langsam und schrittweise abgesetzt werden. Menschen, die gleichzeitig Vitamin-K-Antagonisten, z. B. Marcumar®, einnehmen, müssen bei hoher Vitamin-C-Einnahme die Dosierung von Marcumar® etwas verringern. Deshalb sollte zu Beginn der INR-Wert (früher Quick-Wert) häufiger kontrolliert werden.

Vitamin B5 (Pantothensäure)

Neben Vitamin C ist Vitamin B5 zur Erholung der Nebenniere wichtig. Vitamin B5 ist Pantothensäure. Pantothensäure wird im Körper zu Coenzym A, das für die Bereitstellung von Energie unverzichtbar ist, umgewandelt. Mithilfe von Pantothensäure wird mehr Kortisol in der Nebenniere gebildet. Die empfohlene Tagesdosis beträgt 3 × 500 mg.

Vitamin E

Die Einnahme von Vitamin E wird sehr empfohlen. In nahezu allen tierischen Zellen ist Vitamin E ein Bestandteil von biologischen Membranen und schützt die Lipide (Fette) vor der Zerstörung durch Oxidation. Sauerstoffradikale aus Verbrennungsprozessen erzeugen an der Zellmembran eine Kettenreaktion, wodurch Fettsäuren selbst zum Radikal werden und eine Zerstörung der Zelle eintritt. Vitamin E kann diese Kettenreaktion unterbrechen. Danach muss Vitamin E wieder von Vitamin C, Q10 oder Glutathion regeneriert werden. Dieses Zusammenspiel von Vitamin E und Vitamin C zeigt die Notwendigkeit einer komplexen Versorgung mit Mikronährstoffen. Dies erklärt auch, warum einseitige hohe Vitamin-E-Gaben eher schädlich sind: Ein nicht regeneriertes Vitamin E wird selbst zum Radikal. Vitamin E ist der Oberbegriff für verschiedene Tocopherole. Acht verschiedene Verbindungen sind bekannt und alle sind wichtig. Alpha-Tocopherol findet sich am häufigsten in der Nahrung. Hohe Dosen von Vitamin E senken die Schilddrüsenhormone. Patienten, die Blutverdünnungsmittel einnehmen, müssen engmaschig überwacht werden. Vitamin E ist fettlöslich und sollte während einer Mahlzeit eingenommen werden. Die empfohlene Tagesdosis von Vitamin E beträgt 200 Einheiten.

Vitamine B3, B6 und B12

Weitere B-Vitamine sind hilfreich. Vitamin B3, Niacin oder Nicotinsäureamid, verbessert in Zusammenarbeit mit Vitamin B5 die Nebennierenfunktion durch eine Zunahme der Energieproduktion in der Atmungskette der Mitochondrien. Höhere Dosen führen zu einer Rötung des Gesichts. Die empfohlene Tagesdosis wird verschieden angegeben und liegt zwischen 50 und 200 mg.

Vitamin B6, Pyridoxin, wird empfohlen, wenn gleichzeitig eine Kryptopyrrolurie mit fehlender Traumerinnerung vorliegt. Die Umwandlung in die aktivierte Form, Pyridoxalphosphat, erfolgt durch Vitamin B2, Riboflavin. Die Bildung von Serotonin, GABA und Dopamin ist Vitamin-B6-abhängig. Ein Dopaminmangel lässt Prolaktin und Histamin ansteigen. Die empfohlene Tagesdosis liegt bei 100 mg Vitamin B6 oder 50 mg Pyridoxalphosphat nach dem Frühstück.

Eigentlich ist es wie in einem Konzert, denn alle B-Vitamine werden gebraucht und alle arbeiten zusammen, auch Vitamin B12, das oft in zu niedriger Konzentration im Körper vorliegt. Die aktive Form ist Methylcobalamin. Vitamin B12 benötigt zur Aufnahme aus der Nahrung einen Hilfsstoff, der im Magen gebildet wird. Wenn dieser fehlt, kann er über Spritzen oder Lutschtabletten verabreicht werden. Anfangs kann eine Spritze mit 1000 µg oder eine Lutschtablette mit derselben Dosierung täglich erforderlich sein. Nach einer Besserung wird die Dosis reduziert. Eine Überdosierung mit Vitamin B12 ist nicht möglich.

Vitamin D

Ein zweites fettlösliches Vitamin ist oft in zu geringer Konzentration im Körper vorhanden, nämlich Vitamin D. Neben den klassischen Wirkungen am Skelettsystem hat Vitamin D hormonähnliche Wirkungen und führt zu einer Verbesserung der psychischen Stabilität und der Funktion des Immunsystems. Auch die körperliche Leistungsfähigkeit nimmt zu, weil die Energiegewinnung in der Herzmuskelzelle gesteigert wird. Wir geben mindestens 1000 Einheiten Vitamin D täglich.

Mineralien

Wichtige Mineralien sind Magnesium, Kalzium und Zink. Sie geben den „Zündfunken" für die Enzyme, die die Hormonproduktion in Gang setzen. Magnesium steht für die Hormonproduktion in den Nebennieren an der ersten Stelle. 300 bis 400 mg täglich sind nötig, als Zitrat zum Beispiel. Grundsätzlich sollten alle Mineralien als organische Verbindungen eingenommen werden. Am besten sollte man sie abends nehmen, da sie dann vom Körper besser aufgenommen werden. Pantothensäure, Vitamin C und Magnesium arbeiten an der Hormonproduktion in der Nebenniere zusammen. Wenn der Stress zunimmt, müssen Sie alle drei erhöhen.

Kalzium beruhigt Ihr Nervensystem; es macht Sie gelassener. Nehmen Sie es zusammen mit Magnesium abends. Die empfohlene Dosis liegt bei 500 bis 1000 mg täglich. Wenn Sie gleichzeitig Vitamin D einnehmen, lassen Sie den Kalziumspiegel kontrollieren, ob das Kalzium im Normbereich liegt. Milchprodukte sind gute Kalziumlieferanten. Aber es gibt dabei ein Problem: Viele vertragen den Milchzucker nicht.

Zink darf nicht vergessen werden. Zink ist für den menschlichen Körper von größter Bedeutung. Mehr als 200 Enzyme im Körper arbeiten nur in Kombination mit Zink. Leider reicht die Versorgung mit Zink durch unsere Nahrungsmittel nicht mehr aus. Der Ackerboden in Europa ist durch intensive Bewirtschaftung zinkarm; im Obst und Gemüse ist der Zinkgehalt zu niedrig. Die wichtigsten Quellen für Zink sind Fleisch, Fisch und Eier. Schalentiere haben den höchsten Gehalt an Zink. Der Tagesbedarf liegt zwischen 15 und 30 mg.

Fall Sie Zweifel haben, ob die zugeführte Mineralstoffmenge ausreichend ist, dann lassen Sie eine Mineralstoffanalyse im Vollblut durchführen.

Lakritze

Lakritze ist Süßholz und stammt aus dem Mittelmeerraum und aus Asien. Es ist eine krautige Pflanze, die bis zu einem Meter hoch wird. Die Wurzeln werden im Herbst geerntet. Lakritze enthält Glycyrrhizinsäure. Diese Substanz verleiht der Lakritze ihren Geschmack. Glycyrrhizinsäure beeinflusst den Kortisolstoffwechsel dadurch, dass sie ein Enzym hemmt, das normalerweise Kortisol und Aldosteron abbaut. So wird die biologische Halbwertszeit des Kortisols in der Blutbahn verlängert. Wer mehr als 100 Gramm Lakritze am Tag isst, das entspricht sechs bis acht Lakritzschnecken, sollte regelmäßig seinen Blutdruck überwachen, um einen zu starken Anstieg nicht zu übersehen. Patienten mit einer Nebennierenunterfunktion leiden ja meist an einem zu niedrigen Blutdruck und fühlen sich deutlich besser, wenn der Blutdruck etwas ansteigt. Lakritze eignet sich auch als Notfallmaßnahme bei akuter Verschlechterung.

Ashwagandha

Ashwagandha, botanisch Withania somnifera, im Deutschen „Schlafbeere", englisch „winter cherry", ist ein bis zu eineinhalb Meter hoch wachsender Strauch mit auffallenden korallenroten Früchten, die an Kapstachelbeeren erinnern, aber ungenießbar sind. In der traditionellen indischen Heilkunde, der ayurvedischen Medizin, spielt Ashwagandha eine bedeutende Rolle. Eine andere Bezeichnung ist indischer Ginseng. Neuere Studien bestätigen, dass Ashwagandha die Nebennieren und das Immunsystem unterstützt und so hilfreich bei Stress ist sowie als generelles Tonikum wirkt. Die aktiven Inhaltsstoffe (u. a. Withanolide) besitzen schmerzlindernde, antioxidative, antientzündliche, die Schilddrüse und das Immunsystem anregende Eigenschaften. Ashwagandha wird zu den Adaptogenen gezählt. Das sind Stoffe meist pflanzlicher Herkunft, die den Menschen widerstandsfähiger gegenüber allen Arten von

Stress machen. Ashwagandha wirkt beruhigend auf das Nervensystem und hilft sowohl bei Müdigkeit und Erschöpfung wie auch bei Nervosität, Stress und Schlaflosigkeit. Die empfohlene Tagesdosis liegt zwischen 250 mg und 1000 mg.

Panax Ginseng

Ginseng ist eine etwa 60 cm hohe Pflanze der schattigen Gebirgswälder Ostasiens. Ginseng bildet nach 3 Jahren rote Beeren aus, nach vielen weiteren Jahren die 10 bis 20 cm lange, verzweigte und charakteristische Wurzel. Heute wird der echte koreanische Ginseng Panax Ginseng in Korea, Japan, Nordchina und Ostrussland angebaut. Ältere Wurzeln gelten als besonders wirkungs- und wertvoll. Die Inhaltsstoffe sind Ginsenoside, die ein Saponingemisch aus ca. 30 bislang nachgewiesenen Einzelstoffen darstellen. Ginseng wirkt leistungssteigernd und wird auch als Adaptogen bezeichnet. Es fördert also die Anpassung des Körpers an verschiedene Stressfaktoren psychischer und physischer Art. Ginseng wirkt nicht bei gesunden, trainierten Menschen. Ginseng soll eine erhöhte Bildung und Ausschüttung von Hormonen bewirken, auch ein Anstieg des Kortisols wurde beobachtet.

Ginseng wird als Tonikum zur Stärkung und Kräftigung bei Müdigkeits- und Schwächegefühl, bei nachlassender Leistungs- und Konzentrationsfähigkeit sowie während der Rekonvaleszenz empfohlen. Die tägliche Dosis der getrockneten Wurzel beträgt ein bis zwei Gramm. Nach drei Monaten sollte eine Pause eingelegt werden. Es wird beschrieben, dass bei einer täglichen Dosis von über drei Gramm bei Daueranwendern Euphorie, Schlaflosigkeit, Nervosität und Durchfall auftraten. Auch ein Ansteigen des Blutdrucks wurde beobachtet. Ginseng eignet sich besser bei Männern als bei Frauen. Durch den Anstieg männlicher Hormone kommt es bei Frauen verstärkt zu Akne und Haarwuchs im Gesicht.

Eleutherococcus senticosus

Taigawurzel oder sibirischer Ginseng ist eine strauchartige Pflanze, gehört zu den Efeugewächsen und bildet schwarze Beeren. Verwendet werden getrocknete Wurzeln und unterirdische Sprossabschnitte. Die Pflanze kommt aus Nordostasien, in Russland gibt es große Anpflanzungen. Extrakte aus der Taigawurzel haben eine leistungssteigernde Wirkung. Müdigkeit und Schwäche gehen zurück. Nach drei Monaten sollte eine Pause eingelegt werden. Während der Einnahme ist auf den Blutdruck zu achten, denn der kann ansteigen.

Ingwer

Auch Ingwer ist ein Adaptogen und steigert den Kortisolspiegel. Ingwer verbessert die Fett- und Eiweißverdauung. Ingwer beseitigt Übelkeit, auch bei Schwangeren. Verwendung findet in erster Linie die Ingwer-Wurzel, genauer der unterirdische Hauptspross, das sogenannte Ingwer-Rhizom. Ingwer wird oft als Teezubereitung verwendet.

Ginkgo biloba

Ginkgo ist ein guter Radikalenfänger. Gerade in Stresssituationen steigt die Bildung freier Radikale, wodurch die Hormonproduktion verlangsamt wird. Die hohe Konzentration an Flavonoiden wird für die Wirksamkeit verantwortlich gemacht. Die Dosierung liegt bei 240 mg am Tag.

Therapiebaustein – Zellextrakte

Die früheste Behandlungsmethode zur Erholung der Nebennieren wurde mit Extrakten aus Nebennieren von Rindern durchgeführt. Bereits 1898 erfolgte die erste Behandlung durch *William Osler*. Ab 1918 waren Extrakte kommerziell erhältlich. Als 1918 viele Menschen an der sogenannten „Spanischen Grippe", einer besonders gefährlichen Form der Influenza A erkrankten, litt eine große Zahl nachfolgend an einer Nebennierenunterfunktion. Bei Autopsien Verstorbener fand sich sehr häufig auch eine Schädigung der Nebennieren durch Überlastung, nicht bedingt durch eine Infektion. In dieser Zeit erhielten Menschen außer Extrakten aus der Nebennierenrinde auch solche aus Schilddrüse und Keimdrüsen. Die Erholungsrate dieser damit behandelten Patienten war hoch und das Interesse an diesen Behandlungen stieg dadurch stark an. Von den 30er-Jahren bis Ende der 60er-Jahre des letzten Jahrhunderts behandelten viele Ärzte Patienten mit Zellextrakten. Diese Behandlungsmethode verlor ab den 50er-Jahren des letzten Jahrhunderts aber immer mehr an Bedeutung, weil inzwischen das synthetisch hergestellte Kortison erhältlich war. Mit dem synthetischen Kortison kam es viel rascher zu Erfolgen. Auch aus finanziellen Gründen verlor die Pharmaindustrie das Interesse an Zellextrakten und nahm sie vom Markt. In der Zwischenzeit sind Zellextrakte allerdings wieder erhältlich.

In den USA werden Zellextrakte aus Nebennieren von Rindern zunehmend populär. Sie heißen „adrenal cell extracts (ACE)" oder „adrenal cortical extracts". Es handelt sich dabei nicht um eine Hormonersatztherapie, sondern Zellextrakte liefern stattdessen die Bestandteile zur Erholung der Nebennieren. Das Risiko von Nebenwirkungen gilt als gering. Es gibt sie zum Einnehmen als Flüssigkeit und in Tablettenform.

In Deutschland gibt es keine wissenschaftlichen Untersuchungen zu dieser Behandlungsmethode und sie gilt als umstritten und unseriös. Patienten, die Zellextrakte aus den USA besorgt und sich selbst damit behandelt haben, berichteten über eine Verbesserung ihres Befindens. Von einer Selbstbehandlung mit diesen Zellextrakten ist abzuraten.

Therapiebaustein – Hormonersatztherapie

Kortisol

Wenn die Nebennierenunterfunktion sehr ausgeprägt ist und bereits Hinweise auf einen M. Addison bestehen, sollte eine Hormonersatztherapie mit Hydrokortison durchgeführt werden. Mittlerweile gibt es verschiedene synthetisch hergestellte Kortisone wie Prednisolon, Methylprednisolon, Betamethason oder Dexamethason. Für die Hormonersatztherapie sollte jedoch grundsätzlich nur das natürliche Hydrokortison verwendet werden. Normalerweise bildet der Mensch täglich etwa 20 mg Hydrokortison, die nun ersetzt werden müssen. Etwa die Hälfte der Menge wird morgens benötigt. Mittags und abends wird jeweils ¼ der Tagesmenge gegeben. In Deutschland ist Hydrokortison in Tabletten zu 10 mg erhältlich. Somit wird morgens eine und mittags und abends je ½ Tablette eingenommen.

Bitte bedenken Sie, dass durch die Einnahme von Hydrokortison die körpereigene Kortisolproduktion weiter abfällt. Diese Therapie ist lediglich zur Stabilisierung bei schwerer Verlaufsform gedacht. Nach spätestens 6 Monaten beginnt das langsame Ausschleichen des Hydrokortisons, damit die Nebenniere Zeit hat, selbst wieder Kortisol zu bilden. Die Phase der Dosisreduktion ist unterschiedlich lang, in der Regel sind es weitere 4 bis 6 Monate. Es gibt Hinweise, dass die Kombination von Hydrokortison mit Nebennierenzellextrakten den Erholungsprozess der Nebenniere gegenüber der Einzeltherapie mit Hydrokortison beschleunigt.

DHEA

Dieses Hormon zählt zu den Androgenen, also zu den männlichen Hormonen, die in den Nebennieren gebildet werden. Aus diesem Hormon werden auch andere Hormone im Körper hergestellt. Auch

DHEA ist oft bei Patienten mit chronischem Stress sehr niedrig. Physiologischerweise fällt das DHEA im Laufe des Lebens ab. Es kann auch sehr gut im Speichel getestet werden. Männer sollten während der Einnahme den PSA-Wert (prostataspezifisches Antigen) kontrollieren lassen, weil über einen Anstieg des PSA-Wertes unter der Therapie berichtet wurde. Bei Männern kann der Östrogenspiegel ansteigen. DHEA wird in einer solchen Dosierung verabreicht, dass Werte eines Menschen im Alter von 40 Jahren erreicht werden. Bei Frauen wird mit 10 mg begonnen, bei Männern mit 25 mg. Die häufigste Nebenwirkung ist Akne. Ein Wechsel auf 7-Keto-DHEA mit 100 mg täglich wird dann empfohlen. Die Einnahme sollte abends erfolgen.

Progesteron

Progesteron ist das ideale Hormon zur Behandlung der Nebennierenunterfunktion. Bei der Bildung der Hormone im Körper entsteht aus Cholesterin zuerst Pregnenolon und dann Progesteron. Aus Progesteron entstehen schließlich alle weiteren Hormone: DHEA, Testosteron, Östradiol, Aldosteron und Kortisol. Und in der Regel sind ja alle Hormone niedrig und ein Anstieg wäre wünschenswert. Progesteron wird von Männern und Frauen gebildet, ist also kein spezifisch weibliches Hormon. In Deutschland ist es allerdings noch unüblich, Männer mit Progesteron zu behandeln. Progesteron wird bevorzugt als Creme zum Auftragen auf die Haut verabreicht. Üblicherweise wird 3- bis 10 %ige Creme benutzt. Nach den Wechseljahren wird nach 3 Wochen 1 Woche pausiert. Jüngere Frauen wenden die Creme vom 12. bis 26. Zyklustag an. Die übliche Dosis beträgt 2 × 60 mg natürliches Progesteron täglich.

Testosteron

Dies ist das wichtigste Hormon, das bei Männern für eine Ersatztherapie in Betracht kommt. Bei einem Hormonmangel verbessert Testosteron die Stimmungslage, die Leistungsfähigkeit und den Muskelaufbau. Das Körpergewicht geht durch eine bessere Fettverbrennung trotz Muskelaufbau zurück. Auch die Leistung des Herzmuskels verbessert sich signifikant. Testosteron wird als Gel oder Creme täglich auf die Haut aufgetragen oder es wird alle 3 Monate intramuskulär gespritzt. Die Prostata muss überwacht werden. Die gleichzeitige Einnahme von Zink sorgt dafür, dass weniger Dihydrotestosteron entsteht und der vereinzelt auftretende Haarausfall verhindert wird.

Aldosteron

Dieses Hormon hilft, den niedrigen Blutdruck wieder zu normalisieren. Das Durstgefühl wird geringer, das Verlangen nach salzigen Speisen lässt nach und der Schwindel nach dem Aufstehen wird seltener. Die Spannkraft der Haut nimmt zu, es muss jedoch auf Wassereinlagerungen geachtet werden. Astonin H® wird morgens eingenommen.

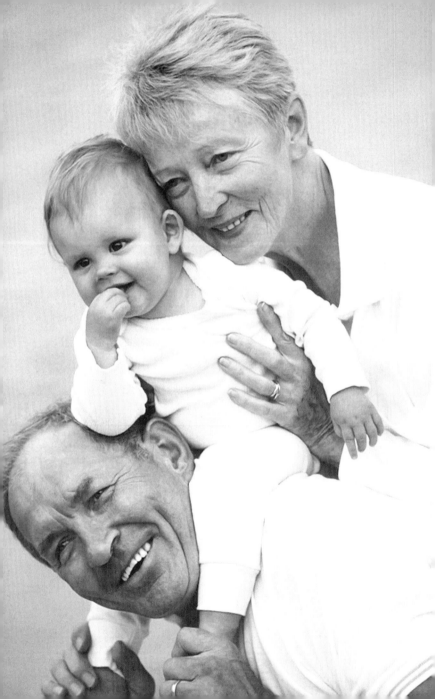

Tipps zum Leben mit Nebennierenunterfunktion

Wenn Sie an einer Nebennierenunterfunktion leiden, dann sollten Sie die nachfolgenden Regeln beachten, damit sich Ihr Gesundheitszustand möglichst rasch wieder verbessert.

Das sollten Sie tun

– Gehen Sie vor 22.30 Uhr zu Bett.
– Schlafen Sie morgens bis 8 Uhr, wenn es möglich ist.
– Lassen Sie sich zum Lachen bringen.
– Machen Sie jeden Tag etwas, das Sie aufheitert.
– Nehmen Sie regelmäßig Ihre Mineralstoffe und Vitamine.
– Bewegen Sie sich und atmen Sie bewusst.
– Glauben Sie fest daran, dass Sie wieder gesund werden.
– Notieren Sie Ihre Erfahrungen.
– Vergessen Sie Ihre Entspannungsübungen nicht.
– Essen Sie bewusst und regelmäßig.
– Schreiben Sie auf, welche Nahrungsmittel Sie vertragen und welche nicht.
– Schlagen Sie immer wieder dieses Buch auf und lesen Sie darin.
– Benutzen Sie Salz zum Essen.
– Trinken Sie morgens ein Glas Wasser mit einer Messerspitze Salz.
– Trinken Sie vor allem morgens keine Säfte.
– Essen Sie Vollkornbrot anstelle von Weißbrot.
– Essen Sie möglichst keine Fertiggerichte.
– Kauen Sie Ihr Essen gut.
– Kümmern Sie sich mehr selbst um Ihre Gesundheit.

Das sollten Sie meiden

– Vermeiden Sie „Energieräuber".
– Passen Sie auf, dass Sie sich nicht überfordern.
– Vermeiden Sie koffeinhaltige Getränke, Zucker, Alkohol und
  Weißmehlprodukte.
– Vermeiden Sie das Aufbleiben nach 22.30 Uhr.
– Haben Sie kein Selbstmitleid.
– Vermeiden Sie Allergieauslöser.
– Lassen Sie nie das Frühstück ausfallen.
– Essen Sie morgens kein Obst.

Weitere Ratschläge

Hier einige Ratschläge, falls eine Abnahme Ihrer Beschwerden nur
zögerlich eintritt. Selbst wenn Sie versucht haben, alles genau richtig
zu machen, kann es trotzdem sein, dass Ihre Erholung keine richtigen Fortschritte macht.

Zuerst sollten Sie nochmals die Therapievorschläge lesen. Überprüfen Sie nochmals Ihre Lebensgewohnheiten. Ist es Ihnen wirklich
gelungen, alle Energieräuber auszuschalten? Sehen Sie Ihre Aufzeichnungen durch. Haben Sie die Vorschläge zur Änderung Ihres
Lebensstils verinnerlicht? „Reframing" und „Entspannung" – sind
das Begriffe mit denen Sie umgehen können? Haben Sie ausreichend
Schlaf? Essen Sie regelmäßig? Gibt es doch Nahrungsunverträglich-
keiten und Allergien? Haben Sie begonnen, die Medikamente, die
Ihr Arzt vorgeschlagen hat, einzunehmen?

Körperliche Beschwerden

Wenn eine weitere Verbesserung Ihrer Leistungsfähigkeit ausbleibt, müssen neu aufgetretene oder noch bestehende körperliche
Erkrankungen ausgeschlossen werden. Ganz im Vordergrund stehen unerkannte Infekte der Atemwege und Zahnprobleme.

Atemwegsinfekte

Fortbestehende Atemwegsinfekte verhindern die Erholung der Nebennieren. Sie müssen deshalb konsequent behandelt werden. Erst dann kommt es zu einer Verbesserung der Beschwerden. Andererseits führt eine Verbesserung der Nebennierenfunktion zu einer Stabilisierung des Immunsystems.

Zähne

Lassen Sie Ihre Zähne überprüfen. Gibt es einen Infektionsherd? Haben Sie noch Amalgamfüllungen? Dies ist wichtig, da Amalgam den Kortisolspiegel senkt. Eine Parodontitis muss beseitigt werden.

Magen-Darm-Probleme

Antibiotika können durch die Beseitigung wichtiger Mikroorganismen zu einer Störung des Gleichgewichts führen, es können sich dann Pilze ausbreiten. Fehlen dann Faserstoffe aus Gemüse und Früchten und werden stattdessen viele rasch resorbierbare Kohlenhydrate gegessen, wie es in den Industrieländern üblich ist, können Bauchbeschwerden auftreten, die zu einer allgemeinen Schwäche des Organismus führen. Über 10 % der Menschen in Deutschland leiden an einer Milchzucker- und/oder Fruchtzuckerunverträglichkeit. Ein H_2-Atemtest bringt Klarheit darüber. Gluten, ein Eiweißstoff im Getreide, kann ebenfalls zu Beschwerden führen. Auch eine Histaminabbaustörung durch eine Enzymschwäche kann Probleme bereiten, wenn sie nicht erkannt wird.

Schlafstörungen

Ein erholsamer Schlaf ist sehr wichtig, damit sich die Nebennieren erholen können. Bei Patienten mit Schlafstörungen findet man erniedrigte morgendliche Kortisolwerte. Auch andere Hormone zeigen Abweichungen vom Normbereich. Es kann deshalb notwendig sein, vorübergehend ein Schlafmittel einzunehmen. Neben pflanzlichen Mitteln wie Baldrian, Hopfen oder Melisse werden L-Tryp-

tophan in einer Dosierung von 500 mg oder 50 mg 5-Hydroxytryp-
tophan empfohlen. Versuchen Sie, sich noch besser zu entspannen.

Schilddrüse

Wenn keine Besserung Ihrer Beschwerden eintritt, lassen Sie Ihre
Schilddrüse abklären. Neben dem TSH-Wert sind auch FT3 und
FT4 wichtig. Lesen Sie nochmals das Kapitel Schilddrüse.

Literatur und weitere Informationen

Bücher zum Thema

- Wilson James L (2001) Adrenal Fatigue. Smart Publikations, Petaluma, USA, ISBN 1-890572-15-2
- Linneweh Klaus, Heufelder Armin, Flasnoecker Monika (2010) Balance statt Burn-out. Zuckschwerdt, München, ISBN 978-3-88603-959-3
- Servan-Schreiber David (2006) Die Neue Medizin der Emotionen. Goldmann, München, ISBN 978-3-442-15353-4
- Platt Michael E (2009) Die Hormon Revolution. VAK, Kirchzarten, ISBN 978-3-86731-045-1
- Benkert Otto (2005) StressDepression. Beck, München, ISBN 3-406-53639-5
- Strienz Joachim (2010) Leben mit KPU – Kryptopyrrolurie. Zuckschwerdt, München, ISBN 978-3-88603-973-9
- Strienz Joachim (2009) Leben mit chronischer Erschöpfung – CFS. Zuckschwerdt, München, ISBN 978-388603-960-9
- Brakebusch Leveke, Heufelder Armin (2010) Leben mit Hashimoto-Thyreoiditis. Zuckschwerdt, München, ISBN 978-3-88603-975-3
- Schmidt E, Schmidt N (2004) Leitfaden Mikronährstoffe. Elsevier Urban & Fischer, München, ISBN 978-3-437-56540-3
- Doenecke D, Koolman J, Fuchs G et al. (2005) Karlsons Biochemie und Pathobichemie. Thieme, Stuttgart, ISBN 978-3-1335-7815-8
- Wiemann Karl (Hrsg) (2007) Das MSD Manual. Elsevier Urban & Fischer, München, ISBN 978-3-437-21761-6
- Herrmann F, Müller P, Lohmann T (2008) Endokrinologie für die Praxis. Thieme, Stuttgart, ISBN 978-3-13-131015-6
- Hertoghe Thierry, Nabet Jules-Jacques (2002) Bleiben Sie länger jung. Mosaik, München, ISBN 3-576-11652-4

Labors zur Abklärung einer Nebennierenunterfunktion

- Lab4More
  80336 München
  Paul-Heyse-Straße 6
  Telefon: 089-5432170
  www.lab4more-online.de

- Ganzimmun
  55128 Mainz
  Hans-Böckler-Straße 109
  Telefon: 06131-72050
  www.ganzimmun.de

Websites

- www.nebennierenunterfunktion.de
- www.adrenal-fatigue.de
- www.adrenalfatigue.org
- www.mayoclinic.com
- www.drlam.com
- www.drrind.com
- www.kit-online.org
- www.leben-mit-kpu.de
- www.leben-mit-cfs.de
- www.neurolab.eu